U0393562

打开自闭心门的手

（美）路易莎·席尔瓦◎著

朱文礼◎译

对您的自闭症孩子的帮助：
一套源于中国医学的家庭治疗方案

适用于六岁及以下儿童

团结出版社

UNITY PRESS

图书在版编目（CIP）数据

打开自闭心门的手 /(美) 路易莎·席尔瓦著 ; 朱文礼译
. -- 北京 : 团结出版社, 2016.8
ISBN 978-7-5126-3872-3

Ⅰ.①打… Ⅱ.①席… ②朱… Ⅲ.①小儿疾病—缄
默症—诊疗 Ⅳ.①R749.94

中国版本图书馆CIP数据核字(2016)第083640号

打开自闭心门的手

出　版：团结出版社
（北京市东城区东皇城根南街84号　邮编：100006）
电　话：（010）65228880　65244790
网　址：www.tjpress.com
E-mail: 65244790@163.com
经　销：全国新华书店
印　刷：北京华忠兴业印刷有限公司

开　本：145mm×210mm
字　数：122千字
印　张：6.375
版　次：2016年8月第1版
印　次：2016年8月第1次印刷

书　号：978-7-5126-3872-3
定　价：38.00元（含光盘）

最新的研究显示，经过两年的推拿治疗，自闭症的严重程度整体减少 44%。触感的恢复可能达到 100%。1/4 参与研究的孩子的谱系障碍得到痊愈。参与研究的儿童年龄是 12 岁以下。

从过去 16 年来，对近数千名自闭症儿童的 15 项实践研究，所得到的科研结果是：

- 儿童自闭症症状减少 32%，其行为和语言都有所提高；
- 家长的育儿压力减少 44%；
- 感官问题得到 38% 的改善。

本套疗法已经在美国以外的其他国家进行推广，如加拿大、墨西哥、巴西、澳大利亚和欧洲。

适用于 12 岁。

来自曾经接受过家庭开窍推拿疗法的家长们的评论

"我的儿子曾经会说'我讨厌你'类似的话，但是最近他朝着我跑来而且给我拥抱，没事了。"

——Peter R: 五岁孩子的父亲

"他曾经会发很大的脾气，踢打自己，自己撞墙。现在他可能偶尔会发一次小小的脾气，不过马上就会平静下来。"

——Dan S: 六岁孩子的父亲

"记得刚开始接受这项疗法时，还在考虑是否应该对此抱有一些希望，但是，就是在第二年的这个时候，我感到无比的高兴。我连做梦都没有想过我的儿子能够有如此大的进展，他开始说话了，对周围事物也产生了好奇，变得非常可爱，非常有想法而且又很开心。为此我从来没有停止过对这套家庭开窍推拿疗法的赞扬，我真心的希望这套疗法可以让更多的家庭了解和学习，从而来帮助这些自闭症儿童。您真的改变了我们的生活。"

——Tina B: 三岁孩子的母亲

"我孩子身上所背负的重壳已经脱落了，他变得轻松起来。"

——Mary S: 六岁孩子的母亲

"突然有一天，我的儿子双手抱住我说'我爱你，妈咪'。你可以从他的眼神里看出他是懂得爱的。"

——Linda L: 三岁孩子的母亲

"我们曾经以为自闭症是永久性的而且不会改变的，因此我们也不会考虑去试着改变这些。但是如今，我们相信自闭症是能够治疗的。我们每天都在给孩子做推拿治疗。"

——Deb M：六岁孩子的母亲

"我们一开始是希望能够帮助孩子改善他的感官问题，但是没有想到孩子的其他方面也发生了改变，例如讲话和语言能力加强。虽然我不明白，但是已经被这些整体的改变惊得目瞪口呆！"

——Bonnie L：五岁孩子的母亲

"现在我的儿子可以自己刷牙了，他也会让我们梳理他的头发了；我甚至在昨天晚上还在检查他是否有头虱呢。在我刚要开始检查时，他说'不要弄痛我'，但过了一会儿他又说'没有弄痛我啊'，我给他检查，就像给其他小孩一样，他没有尖叫或吵闹。"

——Keith R：四岁孩子的父亲

书中词汇的寓意

在我们生活的这个世界里，对"家庭"和"家长"的定义丰富多彩。在这本书里，我们把孩子的主要照料人称为"家长"，有时候生活伴侣或另一个和孩子关系最亲密的成人也称为"家长"。从这些词汇中，我们可以感受到孩子对那些在扮演父母角色的两个人中能够提供庇护、爱、养育和教导的一方有着特殊的联系。当然，对于生活在一起的另一半父母也不应该失去信心。这一半还是很有帮助的，但并不是必须要求的。无论怎样，我们都要继续前行。

注解

通过对六岁以上的自闭症儿童所完成的研究。在这点上，我们还没有实验性的证据来支持本套推拿对大龄自闭症儿童也有同样效果，但是我们得到的逸事证据（Anecdotal Evidence）可以显示此疗法对他们同样有效。总体来说，我们通过超过六组实验的预期结果本套推拿疗法对那些低龄儿童最有效。

序

我很高兴有路易莎医生这样的好学生，能够一起参与第一期开窍推拿对小儿自闭症的有效研究。我从 20 世纪 70 年代早期就开始学习中医，其中在中国的大学度过了多年紧张的学习研究生活。后来通过多年的学习工作，我把这些具有丰富的理论知识和令人着迷的临床应用的中医带到了西方。在欧洲和美国工作期间，我有机会把我所学到的中医知识运用到小儿治疗中去，我也是第一位在中国之外开始进行此类治疗的医生。经过这些年有效的临床治疗，我们想找到如何将这种治疗方法应用到日趋增长的自闭症儿童中去，以减轻他们的痛苦。于是我开始发展理论研究和介入协议，这个现在被称为 Cignolini 方法。路易莎医生和我第一次发表了关于这套方法论对于自闭症儿童的有效研究。路易莎医生将我原有的方法进行改编和扩展，并把这种开窍推拿直接引用给早期介入治疗师和家长们。我感到很欣慰和高兴的是，路易莎医生感激我能成为她的中医教授并支持她把这些宝贵的知识带给更多有需要的家庭中去。

Anita Cignolini 医生

于意大利巴勒莫

2011 年 3 月

前言

————————

　　从打开这本书的一刻起，您就迈开这段不可思议旅程的第一步，这是一段可以为患有自闭症的孩子及为其挣扎的家庭带来重要积极影响的旅程。几十个世纪以来，中医就开始运用推拿和食疗来治疗小儿疾病。在接下来的书中，您将学习一套简单的15分钟时长的推拿疗法来开发孩子们的神经系统，从而让他们更多地意识到周围的世界。通过五个月的日常推拿，可以减少孩子的自闭症症状和改善他们的睡眠和消化。已经有研究表明再通过遵循一些简单的饮食建议和常见的毒素避免方法，这个家庭推拿疗法可以增强您孩子的身体、智力和情感并且可以引导他们在正常的轨道发展。

　　中医中，对小儿不同疾病有着很多不同的家庭推拿方法。而本书主要描述的这套家庭推拿方法是通过科学紧密的研究所得出的，尤其对六岁及以下患有自闭症的儿童有着明显的影响。这里要强调说明的是本套疗法不适合于患有其他严重疾病的儿童，例如不受控制的癫痫或严重的情绪障碍。我们最近的研究证明此套疗法对大龄儿童也有效果。但是现有研究表明，对于六岁以下的自闭症儿童或患有其他感官问题的儿童，通过父母几个月的每日十五分钟的简单推拿疗法，孩子的情绪、行为会得到改善，社交和语言能力会增强，并且家长对来自照料这些患有自闭症孩子的压力有着显著的减轻。

我们最先的研究是由已经培训过的医师和参与此项研究的家庭进行紧密地工作。这项长时间的培训工作包括医师二十次的家庭随访并由医师实施此疗法，另外由父母本人每天给小孩子进行本套推拿疗法。我们对这次的研究结果非常满意。参与研究的儿童显示出明显的改善。接下来，我们又启动了另一项研究，是通过直接培训父母，医师不直接参与治疗而是指导，同样，我们也得到了非常好的研究结果。接下来的数年，我们不断地完善和改进，希望能够给家长们提供一套能够让他们自己容易理解和操作的推拿疗法，也让他们能够分享我们研究成果的喜悦。

学习任何一项新的事物都会经历一个过程。我们尽量地在本书中给大家呈现完整和详细的内容，所以您可能在一开始学习时感到不知所云，但是坚持住，以后的内容会变得更加容易理解和操作。其实，本套疗法十分简单。对大多数人来说，对外来的推拿概念完全是陌生的，但是一旦你坚持读下去，您就会发觉这并非外国的，而是自然的。

我们非常高兴能够让每个家庭都可以接触和学习这套疗法。在这本书发行之前，我们只可以帮助到我们本地区的家庭。而如今，我们可以提供给来自任何地区和国家的有需要的家庭了。我们祝愿您能取得最大的成功。如果您有任何问题，在本书附加资源中有我们的联系方式。您可以通过信件、邮件或访问我们的官网进行联系。我们真心的希望通过本套疗法来帮助您的家庭，让孩子们打开他们的潜能来融入这个世界。

介绍：如何利用本书？

本书中所提到的对六岁以下自闭症儿童的治疗方法已经得到研究结果证明：这个成果是来自与这些能够学习推拿，把此疗法日常化并坚持五个月的家长们。几周过后，孩子们就开始改善。孩子们自己也会开始向家人寻求推拿，而家长们也会开始享受这段和孩子亲近共处的时光。

然而，对那些能够根据孩子的反应来进行推拿的家长们，他们会得到更多的回馈，换句话说，在进行推拿治疗过程中，家长能够根据孩子的肢体语言而进行正确的推拿手法的调整，治疗结果会更好。在我们的研究中，治疗师们会协助和确保家长们能够根据孩子的反应而做出正确的推拿调整。这些定期的手把手专业指导可以帮助家长们提高他们的技术。

在这本书中，我们尽可能详细地描述推拿治疗的每一个步骤，而且我们知道很多读者将是在没有专业治疗师指导的情况下自己完成学习。基于这个原因，我们强烈建议家长和其他拥有自闭症儿童的家长们能够组成互助小组来一起学习、分享和观察发现，并且当大家在磨炼自己的技术时，给彼此反馈。这个方法会促使您坚持下去，尤其在最困难的前几个星期，一直到您开始看到和认识到这些确实可行的结果。

您可能在自闭症早期介入计划或课程中结识了其他拥有自闭症儿童的家长们。但是如果还是没办法找到这些家长们，您可以让您孩子的早期干预计划的专家们推荐一些家庭。或者在网站搜寻您所在区域的自闭症社区或相关的互助小组。

对于已经建立好的小组，达成一个具体的目标是非常重要的。当然，每个小组会创造他们自己的目标和文化。您可以组织大家一起完成一些既定目标，之后大家再各自行动。或者可以找一些能够让您分享这段旅程的新朋友，他们还可以提供些不局限于此疗法的帮助和支持。

下面是一些我们建议的初始目标：

1. 组织第一次小组活动时，让大家一起观看书中的 DVD。无论大家是否读过这本书，先要把具体日期确定下来。尽力只让家长参加，以确保大家可以更专心地观看。

2. 最好人手一本此书，这样可以让大家在第一次小组活动前观看 DVD 或阅读，但这不是强迫的。

3. 让家长们花些时间看看本书附录三，记录孩子三个具体的进步，这会对家庭来说非常有帮助，意义也是非常重大的。（例如，可以整夜地睡觉了，对自己的名字做出反应，过激性行为减少）

4. 在看完整片 DVD 后，可以重新观看前两组手法，然后大家分成小组在彼此身上练习。动作要领可以参考 141 和 142 页的图示。之后在观看接下来的两组手法，练习，以此类推，直到完成所有十二组动作。

5. 最好大家至少有一次机会能够练习推拿手法和接受推拿。由于社交适应度的缘由，在彼此身上练习时，可以对一些动作作出调整，例如在不触碰对方胸部或臀部的情况下，假装在轻拍。其他成员在观看后给出反馈，可以用本书附录一中的手法疑难解答作指导。

6. 练习之后，把大家聚集起来，然后分享比较每个人所观察到的或学到的记录，这时大家可以提问。之后彼此可以留下联系方式以便之后讨论自己所观察到的或遇到的疑问。

7. 然后一周后，大家可以按小组或配对的方式再次见面，在对方身上练习推拿手法。利用附录一的手法疑难解答和对照动作演示图示，来检查自己是否做的正确。

8. 最后再花些时间，打开自己的备忘录或日程表，写下自己再将阅读本书或复习附录一的手法疑难解答的日期，以便提醒。

以上这些练习和反馈可以确保家长能够有充分的准备开始练习。每个人应该计划安排好在开始给自己患有自闭症的孩子进行治疗之前，如何在自己配偶或另一个健康的孩子身上先熟练练习。当然，家长也要事先读好了本书，仔细按照第四章中所描述的内容一步一步来。如果大家只是练习从小组活动所经历的或学到的东西，那么极有可能会错过书中所提到的能够引导大家迈向成功的重要内容。

随后大家可以组织一月一次或两次的小组活动，因为有些成员的小孩在接受推拿治疗后短时间内就有所改善，这些好消息可以鼓舞其他家长坚持下去。另外，还可以影响到那些不能每天坚持给孩子提供治疗的家长们，因为他们会知道在下一次小组活动时，大家要彼此分享是否每天有为小孩子做推拿。小组成员可以从每个家庭的经历、体悟和见解中学习到很多内容。同样，在小组活动之外，成员们可以经常联系，这也是非常有帮助的。

每个孩子对这套疗法的反应是不一样的，他们会按照他们自己的方式改善。

每次小组活动，大家会有很多信息来分享，而您也要不断地提醒自己：每个孩子是不一样的。每个家庭能够在我们的官网 www. QSTI.org 下载和填写儿童成长检测表。本书中的附录三是简略版本。这些检测数值，不是用来让大家彼此比较自己孩子发展有多快或多慢的，而是让您知道您的孩子现在处于一个什么发展阶段。

目录 CONTENTS

CHapter 1

第一章 东方人对自闭症的认识和治疗

在英文谚语中有这么一句"to be comfortable in your own skin"，如果字面直译是"要在自己的每寸肌肤间感到舒适"，意思是说要欣然接纳自我，是自信的一种表现。这一句很老的谚语，相信在其他语言中也有类似的表达。这句话告诉我们人类是如何运作的并且是如何彼此关联的。一个人只有先欣然地接纳自我，才能让自己感到内在的舒适并且能让身边的人感到轻松。就像一个让其他人很容易接近的人，同样他也会很容易去接触别人。这种自己本身和周围人都感到舒适的意思包含了我们所有的感官系统，因为我们需要利用自身的感官去了解自我和联系他人。自闭症儿童就是无法接纳和感受自我。家庭推拿就是为了让他们找回这种自我舒适感和自信。

气，我们的生命能量

你即将要学习的这种推拿疗法是源于古代中国关于能量及其如何在体内运行的思想。为了学好此疗法，您需要了解一些与其相关的观念。你会学到一个新词"气"，西方称为"能量"，和其相关的词"气功"，这是一种对气和能量的锻炼或按摩推拿。当我们说自己感到精力很差时，其实这意味着我的气或能量不够。气功可以提高我们的气的数量和质量。

气功是增强我们体内循环的最好锻炼之一。这是因为气——能量和身体循环是密不可分的。换句话说,当体内的能量增加时,我们的身体循环也会增加。

这种我们要介绍的特定开窍推拿,称为气功感官训练（Qigong Sensory Training,缩写为 QST）,这是数百种中医推拿疗法中的一种,尤其针对自闭症和感官问题。

在西方,关于"生命能量"的概念多少有些神秘和模糊不清。但是在中国,这种对物质能量的理解也反存在了三千多年。如果人们需要提高全身的能量和身体循环,他们可以做气功锻炼或接受气功按摩。如果有人想提高自身的消化能力,他们可以选择不同的气功锻炼和特定的饮食。

这些就像我们赖以生存的地球拥有磁场,人类的身体也是一样的。我们身体的能量循环是从头顶开始向下到身体表面,再到手和脚,然后再回流到身体内部,最后又回到头顶。通过这种能量的循环,可以协助我们的血液循环到机体组织中去。

对一个健康的人来说,身体有着足够的能量和良好的血液循环。相反,当我们生病了,体内的能量和血液循环会发生问题。实际上,家长们所要学习的气功推拿并不复杂,并且您将会意外地认识到,这种疗法关于您对自闭症所看到和所经历到解释得如此清楚和易懂。

我们已经利用这种疗法治疗了很多自闭症儿童,而且他们的家长如今就是利用这些关于能量和血液循环的概念来每天帮助他们的孩子。虽然对大多数人来说,这些概念是陌生的,但是它的确有效果,不管我们是否真的明白或理解这些概念。我们孩子身体行为表现的确在遵循着中医所描述的方式。一旦您开始学习如何用能量和血液循环这些概念去理解孩子的身体和行为,我们的推拿疗法就会变得非常合理且有预见性。

在这本书里，我们尽最大努力地为您提供清晰简单的推拿教导说明以及您应该对孩子将来的表现有哪些期待。在为孩子做几次推拿治疗之后，您会认识到孩子开始表现出的反应和改变就和我们所描述的一样。并且您也会认为这些说明会越来越言之有理。如果您的孩子并没有按照我们书中所描述的有所反应，那么这其中一定有原因，我们会一起探寻答案。

能量渠道

在您理解了我们身体拥有能量场的概念后，接下来要涉及的内容是关于能量场内所具有的能量渠道系统。您可能第一次听说关于能量渠道系统的概念而且对此很惊奇，但是中医对此内容的描述已经有几千年了，他们称之为经络。这个系统就像河流一样，从东到西，从南到北，把生命能量和血液带到我们身体内的器官组织中。在给孩子做推拿治疗时，我们会利用这张地图来理解哪里出现了问题。

随着能量在这些渠道或经络中运行时，能量会带动血液在细小的毛细血管中进出以便输送营养物质到各个机体组织中去。如果某个区域的渠道不通或发生阻塞时，那么这个区域的血液循环就会变差，人们就会觉得这里不适。例如，当血液循环在孩子的头皮处不畅通时，那么对于孩子来说理发就是一件很困难的事情。再例如，当输送血液到孩子手指的渠道有阻塞时，那么剪指甲就变得很困难。在这两个例子中，通过气功推拿可以帮助打通这些阻塞的经络，恢复血液循环，之后孩子就会觉得接受理发和剪指甲。

现在很容易明白为什么选择气功推拿来治疗儿童，尤其对少儿效果最好。因为他们的身体系统还很弱小，所以家长可以通过具有治疗性的推拿可以解决出于孩子肌表处或更深处的问题。

"我儿子所存在的问题就像在培训时他们所讲的一样，而且这些问题真的按照他们所说的，得到了改善，尤其是他手指的敏感程度和语言能力。现在我可以替他剪指甲了。如今，我自己喜欢上了气功，因为这没有什么好担心害怕的，也没有什么危害，这只是按摩推拿而已。"

—— 汤姆的爸爸

三个能量"来源"

还有一个来自中医的关于能量或气的概念，将会帮助我们去了解推拿疗法，和指导我们理解孩子们的反应。这就是我们身体内的电磁反应源。就像地球磁场的反应源是来自其内部的熔铁内核一样，所以我们的体内也拥有类似的地磁场的反应源。实际上，我们拥有三个这样的来源，分别位于头部、胸部和腹部的深处，这里聚集者能量，中国人则称之为丹田。这些处于深处的能量源储备可以为我们的智力、情绪和体力提供能量。

虽然在西方，我们没有关于丹田的具体定义，也没有像中国人那样建立了一套经络系统，但是我们有对体力、智力和情绪能量的区分。我们的感觉是我们的智力能量集中在我们的头脑里，情绪能量集中在我们的心脏中，而体力能量则集中在我们的肠道中。我们可以意识到当这些能量储备被困住而无法释放时，我们就会在智力上，情绪上或体力上筋疲力尽。中医学有讲到当我们生病有一段时间后，最终我们会消耗这些储备，而变得力竭和虚弱，换句话说就是久病必虚。而气功锻炼和推拿按摩会补充和恢复我们的丹田。我们的推拿疗程为五个月，在这期间，家长们在给孩子做推拿治疗时会把手轻轻地放在孩子的心脏处、前额和下腹部，同样，孩子也会自动把父母的手拉到这些部位，通过这无声的动作，让家人帮助充实自己。

在去理解能量或气时，我们讲眼见为实。我们不希望您毫无怀疑地去信仰这些，只希望您能够抱有一个开放性的心态来遵循我们的治疗指导，来观察您孩子的变化，还有亲自去看和体会。

关于让家长去给孩子做推拿治疗的最好原因之一，是因为家长和孩子共享相同的能量。当家长给孩子补充能量时，就好像在给他们输入血型十分匹配的血液一样。这正是他们所需要的，而且不会产生任何副作用。正是家长能够和自己孩子分享这份爱，才有了比来自专业推拿医师所达到的效果还要好。在这个疗法中，你才是孩子最好的医生。

能量与自闭症

我们通过分析两组不同类型的自闭症，来试着去进一步了解您孩子的身体活力与其自闭症的关系。一种类型是退化性自闭症，例如，一个出生后发育很正常的小女孩，但在她两岁内的某个时段，突然失去言语表达和目光接触，接着退化为自闭症。另一种类型是非退化性自闭症，例如一个可能发育正常的女孩，在某一时刻，发育就逐步地减少了。她的能量（气）究竟发生了什么变化？在她发育正常的阶段，能量会是怎样的？而当她停止发育时，能量又发生了怎样的变化？

中医认为在孩子形成自闭症之前，他们的能量可以充足而且顺畅地从头顶运行到手指和脚趾端，这样可以使他们的头脑保持清晰，促进视力和听力，手指和脚趾都会感到舒适，也可以带动周身血液运行到机体的各个组织和器官中去，从而确保孩子健康和正常的发育。

当我们身体有疾病或者疼痛发生时，中医会诊断为能量和血液循环有发生了阻碍，（中医术语是气滞血瘀），治疗方法就是要打通这些郁滞恢复血液循环。尤其需要注意所发生瘀阻的地方。

我们上面所提到关于退化性和非退化性自闭症的两个例子中的小女孩，在她形成自闭症时，她的气血循环在其头部和颈部发生了郁滞。她的头脑不再清晰，她的眼睛和耳朵也不再配合工作。上端的郁滞还会导致下端的手指和脚趾血液循环减少，肌肤也会停止正常的触感。到达脑部和脏腑的气血也会受到影响，从而致使她发育缓慢。虽然这些情况非常糟糕，但是这些郁滞可以逆转而通的。

对于自闭症儿童来说，其经络中的气血会产生多处的郁滞，尤其会在用来感受周边世界的感官处。因为这些郁滞会妨碍感官正常的运行，所以孩子无法接受到关于他周边世界的准确信息。这些不同的感官问题会导致令人困扰的行为举止和受限的学习和社交能力。由于这些郁滞和丹田中所蕴藏的能量（元气）不足，所以自闭症儿童缺乏像其他正常发育孩子所具有的强健体格。

气是指能量

功是指具有技术造诣的工作或手艺

气功就是指对能量的工作

这种推拿疗法所要完成的重中之重就是打通这些郁滞和补充经络中的能量（气）。随着对此书的进一步学习，您将会了解如何在孩子身上识别这些郁滞，还有什么时候应该对气血虚弱的部位进行补益手法的操作。虽然我们会在后面的章节中讨论造成这些郁滞的原因，但是现在想要告诉您的是，家庭推拿疗法对感官郁滞有着非常好的效果。如今，已经有很多家长通过这种推拿疗法，帮助了自己的孩子面对这个世界。

现在花点时间去设想一下，有一条河，正在流向广阔而翠绿的三角洲。如果你在这条河流上建坝节流的话，那么出于下游的局部环境就会变得枯萎。虽然仍有动植物还在那里存活，但是它们的发展会受到阻碍而且这个区域也将不再茂盛。这跟我们的能量系统很相似，能够让丰富的血液流向全身。一旦我们移除自闭症孩子身上的这些堤坝，然后重蓄水库，他们许多方面的正常功能就可以恢复。

您要知道自闭症不像唐氏综合征一样属于遗传疾病。这没有固定的临床表现。换句话说，对于自闭症的诊断，就仅仅像在孩子发展里程碑上落后其同伴时所照的一张快速像。同样你也将会看到，他们可以赶上。正如字面所说，这些方法就掌握在您的手中。

我们已经发现大约需要两个月的时间才能让家长们自动进行推拿治疗，并且对于下面所要讲的概念，能够完全理解明白。到这时，对于家长和孩子来说，推拿治疗成为他们一天中所特有的轻松而愉快的时段。我们的研究显示，对于完成五个月推拿治疗的家长们，

打开自闭心门的手

其所面对的压力水平随着自己孩子自闭症行为的减少而有着明显有效地降低。如果您能够坚持并且通过初期学习曲线的话，那么您也可以取得同样结果。

用推拿疗法来治疗自闭症的病因

中医讲："经络上出现了问题就会导致我们躯体上的疾病发生"。例如，你的肩膀痛，胳膊不能举起，我们就会在分布于肩膀的经络中寻找郁滞。一旦我们找到这些痛点，我们就会谨慎地做推拿治疗而且从上端开始向手的方向拍打。这就好像在梳理长发中的缠结一样。我们会持续拍打下去直到将这些缠结清除。

因此我们关于自闭症的第一个问题就是，"这些郁滞在哪里？"我们首先需要找到它们，然后才能打通。不管您是否相信会有这些郁滞，但是如果您会尝试用推拿方法去做的话，您就会看到这些郁滞会消失。

开窍推拿疗法和平常的按摩作用是不同的。这种疗法是遵循经络而不是淋巴引流。而且效果更持续，而不是暂时的缓解。因为此疗法作用于能量，更强调的是整个身体而不是局部。

在学习开窍推拿疗法时，我们会不断地强调推拿手法方向的重要性。也就是始终地从头开始向手和脚的方向进行。

对您孩子进行推拿治疗的第一步是要对自闭症儿童会有哪些症状表现有个广泛的了解，这样可以把推拿手法和对应的症状关联起来。这种大体的了解对您来说也是非常重要的，因为您就可以更容易地明白孩子在进行治疗的过程中所做出的反应以及您要做出哪些调整。

用推拿疗法来治疗自闭症的症状

感官问题

已有研究表明自闭症儿童存在发育延迟的问题是由于感官神经系统失去了平衡。如孩子的皮肤、眼睛、耳朵和鼻子无法简单地感知自己的身体，同样也不能像其他家庭成员一样去察觉家庭活动。自闭症儿童可能不会注意到别人在和他讲话，他们对身体不同部位的轻微触觉和痛觉的感知力是失衡的。对本应感到舒适的动作行为而感到不适，例如，牵手，爷爷奶奶给的拥抱。同样，对本应感到疼痛的事情而没有感觉，例如，割伤、擦伤、烫伤。最终，我们和自己心爱的亲人朋友相处时的舒适感所产生的正面心理强化会有所不同，而且也无法进行自然的社交。

正是由于这些感官的失衡，所以无法配合工作。对于自闭症儿童，很难在其他的语音视觉情境中去辨别出一个人的声音和面貌。其次，也很难转头去注视和听取某人。这就是为什么自闭症的一个重要标志就是无法进行目光接触，正是他的感官神经系统无法正确地工作。

目光接触对于交流来说至关重要。试着去不用目光接触地进行沟通交流，你会觉得这如同通过一条电话线在讲话，会不停地中断，而且真的很难传达信息。没有目光接触的交流是一场艰难的战斗。难怪对自闭症儿童来说，学习语言和社交能力是如此的困难。那我们该怎样去帮助他们的感官神经系统，来让他们能够自然地和周围人联系起来呢？

打开自闭心门的手

推拿疗法和感官问题

书中所描述的推拿疗法是可以恢复五官对痛感和愉悦感的正常反应。现在，来自皮肤、眼睛和耳朵的感官信息不再相互矛盾，并且可以彼此配合。这些感官开始一起工作，孩子就可以明白周围人所做的事情。他们开始变得好奇，接着有目光接触，从而观看。

一旦感官能够更好地工作，很多的自闭症的症状表现就开始减少了。孩子也会更容易地专注和留意身边所发生的事情。由于感官不再长期地负荷工作，所以孩子会更加轻松地去参与到社会情境中去，可以和其他小朋友一起玩耍，而且社交学习也会一天天地自然而然地进行着。

应力与放松问题

人类神经系统的建立是用来触发两种相反的生存状态：应力和放松。第一种状态是在对不适需要做出反应时被触发的。这就是为什么婴儿在饿了或尿床时会哭，这些都是在交感神经系统的控制下完成的。第二种状态是在享受食物带来的快感和身心感到舒适时被触发的，孩子大部分时间就处在这个状态。在孩子放松时，他才会向周围的世界敞开自我。因为孩子像其他年幼的哺乳动物一样，他们的安全感和舒适感都来自社会群体，而且他们有这个能力去放松并享受家庭的亲密感。这种放松的状态可以让孩子增进与家人的感情，正常的消化食物，与他人进行社交行为，晚上可以安然地入睡。这种状态都是由副交感神经系统所支配的。

那么对于自闭症来说，又究竟发生了什么呢？自闭症儿童无法容忍改变，他们无法应对当天的变化，即使是日常生活中对一件非常小的事情改变都可能让他们反应异常甚至崩溃。有研究表明这正是由于自闭症儿童的副交感神经系统机能不足所造成的。正是没有这种能够使人平静的副交感神经系统的影响，所以孩子的神经常处于一种紧张的应力状态并且不知道该如何应对。

从出生的那一刻起，我们会经历着许多各种各样的压力情节，并且需要向父母学习如何冷静下来。当一个婴儿的需求没有给予立即的满足，那么他的应激或压力反应不会自动的消失，直到自己的意愿得到实现为止。孩子所需要的就是让父母抱起来然后温柔的安抚。父母的这个行为就会触发副交感神经系统工作，之后孩子就会再次的放松。随着孩子的成长，他们会学会自我安抚和触发自身的副交感神经系统。孩子也会可以更好地容许改变，而且一旦能够更加清楚地表达自己的需求和想要的，那么他就可以自己去对情况做出改变以来满足自己的需要。直到孩子进入幼儿园后，他们就开始能够在这个周围时刻会发生着许多改变和进行着很多活动的社交环境中，保持平静和敞开自我。

通常在生活的第一年，自闭症儿童没有学会自我安抚，并且日常生活中的一些小的变化就可以很容易地让他们发脾气。孩子很难平静下来，以致这次发怒会持续很久而且很大声。这样压力会影响到家里的每个成员。

父母还要面对这些来自并不知情的外人对自己孩子"糟糕行为"的指指点点。例如，在超市这种公共场合，孩子甚至需要应对更多的刺激和变化，其中大多时父母是无法控制的，从而导致父母的压力特别大。

推拿疗法和应力与放松问题

推拿疗法可以唤醒和激发体内的自我安抚机制，让孩子参与家庭和学校生活，而不再变得不知所措。有了自我安抚能力，孩子可以更好地处理日常生活的变化和转换。随着推拿在帮助他们的皮肤变得更加舒适，孩子就可以学习更清楚地认识和表达自己的需求，应力反应的触发次数也会变得越来越少。最终，这种自我安抚能力就会嵌入到他们的神经系统中，他们可以学会如何调节自己的情绪和应力水平，从而能够适应于自己的需求和周边的环境。

重复行为和自我伤害行为

在我们的自闭症儿童研究中，我们看到了由于孩子身体的某些部位出现了"错误"的感官信息而造成他们做出一些自我伤害的行为，例如，咬自己、掐自己或撞头。然而这种自我伤害行为是他们在试图抑制或停止这些错误的感官信息，重复性的动作而是在试图自我安抚，例如，摇摆不停。

其他的一些重复性的动作，例如，会一直不停地开合点灯开关，或不停地把玩具摆成一排，就像以前的留声机的唱针卡在一张老的黑胶唱片的凹槽里一样。年幼的孩子们是通过对任务的实践练习，才会学着去理解和处理他们世界中那些可以预测的事情。他们会不断地重复练习一直到能够熟练掌握这项技能，然后再练习下一项任务。而自闭症儿童有参与到第一个过程，就是对任务的重复实践，但是由于他们的感官有所损伤，所以他们不能够注意到他们所经历和练习的。从而导致他们从来没有觉得已经学习够了而要放弃这个行为才能继续移向下一步。

推拿疗法与重复行为和自我伤害行为

一旦感官神经系统恢复正常，这些造成不安的感官信息就会终止，自我伤害反应也会停止。然而也正是由于这些感官被打开，所以孩子开始注意到在进行重复性的行为过程中自己所做的，接着就会从这些所做的事情中去学习，然后进展到下一个阶段或步骤。确实，虽然孩子在正常发展时间表上有所延迟，但是他们不会再同一个凹槽中一直卡住。

发脾气和崩溃（Meltdowns）

所有家长都会预料到自己刚刚蹒跚学步的小孩子会发些脾气，但是对于自闭症儿童的家长们来说，他们通常会区分出自己的孩子是在发脾气还是处于崩溃状态。发脾气对自闭症儿童来说通常会更加的频繁、持续时间更久而且更容易的被引发。崩溃则是孩子一般会躺在地上发出尖叫和不断地踢打而且会逐渐升级的一种情况，这要花很长一段时间才能让他们的脾气消除。

对于刚刚学步孩童的家长们能够学着去识别出自己的小孩即将要发生崩溃前的种种迹象，而且家长们可以通过哄他们小睡一会，或者是根据自己所察觉到的而预先满足孩子的所需来让他们平静下来。正常成长的孩子能够学会容忍长时间的不适并能够使用自己的所需没有得到立即满足。但是对于自闭症儿童，这个世界带给他们的重担要远比其他正常小孩所经历得多。他们可能会突然的"撞墙"，这是因为他们的自我安抚机制不能正常的工作，他们没有能力去避免自己的这种崩溃。

推拿按摩与发脾气和崩溃

家庭推拿疗法的关键之处就是通过手法治疗来提升孩子的自我安抚能力。随着孩子的神经系统开始学习如何保持镇静而不是被紧张所影响，他们的崩溃次数就会逐渐减少。另外，由于孩子开始学着更多地去了解他周边的世界，而且能够更好地去认识和表达自己的需求，因此之前会让他们崩溃的情形就不会再成为问题。

　　进行家庭推拿疗法几个月后，家长们能够深呼一口气然后去仔细回想一下，如今这种巨大的释放感和喜悦感终于得以实现，孩子的行为曾经让人每天精疲力竭，如今在逐渐减少。但这意味着孩子将完全不会发脾气或崩溃了吗？当然不是。孩子还在成长和经历不同的发展阶段，包括对于这些正常发展的孩子也会发脾气的。对于家长所看到的变化是，自闭症孩子发脾气的次数大幅减少，而且家长如今可以更好地应对孩子，就像在对待一个健康的小孩子一样，即使他们很幼小。

攻击行为

　　对大多数家庭来讲，孩子的攻击行为可能是最令人头痛的事情了，尤其自闭症儿童对自己年幼的弟弟妹妹会变得具有攻击性。就像自闭症儿童普遍所具有的其他不安的行为举动一样，攻击行为同样是神经系统进入应力状态——"逃跑或战斗"反应的一种结果，这是交感神经的典型状态，而不是放松。另一种造成这种攻击行为的因素是孩子受到毒素干扰。自闭症儿童自身的排毒系统还不够成熟，因此他们的身体不能够处理某些家庭中的某些食物和产品，虽然这些食品对家庭其他成员并无害处。在本书的第九章我们对此进行了更多的讨论。受到毒素的干扰能够导致不寻常的或是具有攻击性的行为。对于一些儿童来说，可能会非常容易找到这些干扰，并且，一旦从孩子的环境中清除掉，他们的攻击行为就会减少。例如，能够导致孩子攻击行为的物品像是马克笔（应该使用蜡笔）或者含有红色食用染料的加工食品等。

推拿疗法与攻击行为

推拿治疗会处理造成自闭症儿童攻击行为的三个基本问题。第一个就是自我安抚的能力。一个能够适当进行自我安抚的孩子会减少攻击行为的次数。因为孩子花更多的时间处在一个放松、开放、学习的状态，而曾经的"战斗"反应则不会出现在孩子的状态中。即使这种攻击行为可能还会持续一段时间，但是通过几个月的推拿治疗后，这种攻击行为的次数会得到显著的减少。同时，随之孩子能够更好地理解周边所发生的事情并能够更容易地表达自己的需求，他们的受挫感和沮丧感水平会降低，并且他们形成攻击行为的趋势也会下降。

推拿疗法的第二个影响就是减少孩子体内的毒素。当然，减少环境中的毒素会产生很大帮助，但是推拿疗法会促进和平衡孩子的消化系统，因此他们可以排除体内已经存在的毒素，而且更容易地处理新的毒素。在开始推拿疗法不久，家长会看到一些臭味很重的绿色粪便。这就是孩子身体终于能够处理和排泄这些曾造成孩子攻击行为的外来物质的证据。

推拿疗法的第三个作用就是随着孩子的感官打开，身体会更加平衡，他们就会开始产生同情心，这样攻击行为就会减少。对于那些之前不会感觉到痛感的孩子们，这些感官的打开尤为重要：自己没有对痛觉的感受，孩子就无法去感受到其他人的痛处。从孩子在受伤后，第一次会哭出来的那一刻起，朝向同情心的大门就会打开，并且孩子能够开始明白自己的攻击行为会伤害别人。

打开自闭心门的手

睡眠问题

自闭症儿童非常普遍的存在睡眠问题，例如睡的很少，入睡极为困难，半夜会经常醒来而又无法再入睡，做噩梦，或夜里睡觉时发出尖叫，等等。副交感神经能够产生和维持平静、放松和敞开的状态，但是在自闭症儿童中，这种状态不能处于主导位置，所以孩子无法平静入睡。睡眠问题使孩子应对日常生活变得更加困难，因为他们没有休息好，所以自闭症的症状会加剧。同样，孩子的睡眠问题会对家长造成巨大的压力和对生活的质量产生影响。自闭症儿童的家长们可能也会存在长期的严重睡眠不足，这更加剧了家长们照料孩子的困难，并且他们还要继续处理家庭和工作的其他问题。

推拿按摩与睡眠问题

我们的研究已经显示出在进行推拿治疗的前几个月内，自闭症儿童的所有睡眠问题将会得到有效的改善。参与我们研究的家长们最常选择的按摩时间是在孩子睡觉前。他们一直地向我们报告说，推拿疗法已经成为孩子入睡前放松的一种习惯，家长和儿童都非常喜欢，而且孩子经常在结束推拿后的几分钟内就睡着了。

消化问题

自闭症儿童通常都会存在一系列的消化问题，包括腹泻、便秘、食欲低下或者食物过敏。儿童一般需要特定的营养摄取来满足大脑和身体发育的需求。如果一个小孩偏食非常严重的话，他可能就无法摄取到大脑发育所需的必要营养物质。或者，如果孩子吃饭还算是营养均衡，但是一直腹泻拉稀，那么他可能也无法吸收所需的营养物质。无论是属于哪一种情况，孩子的生长和发育都可能受到阻碍。

对于那些发育已经出现迟缓的孩子们来说，这将是双重影响，因为他们的消化问题会形成更深一层的屏障而阻碍孩子的学习，并且他们的健康情况会持续地走向下坡路。正是由于神经系统有调节消化的能力，所以对于这些神经系统存在问题的孩子们会出现消化问题就不足为奇了。毕竟在我们处在一个紧张而又完全戒备的状态时，我们不会去细细品味一顿可口的饭菜，当然身体也无法进行正常的消化。

在自闭症儿童中，这是一个非常普遍的情况，因此对他们的身体来讲，从食物中获取营养成分是一项长期的挑战。再加上他们对食物的味觉和口感都可能存在问题，这就导致身体从食物中吸收获取所需营养变得更加困难了。随着他们的偏食情况愈加严重，所能吃的食物种类越来越少，因此导致食物过敏的可能性也会增加。

推拿疗法与消化问题

参与我们研究的孩子们所存在的消化问题不断地减少，而且他们的消化系统变得更加强壮，对食物的选择性也更加广泛。腹泻和便秘问题得到了解决，食欲也增加了。随着身体开始得到全面的营养供应，他们的智力能够打开并突然接受全新的而且更加精准的感官输入。孩子的身体和智力开始正常自然地成长。

如果孩子存在食物过敏问题，那么推拿疗法不仅能够使孩子身体更好地清除体内的毒素从而来改善食物过敏问题，而且还能够扩大孩子进食的种类。由于我们身体经常会对造成过敏的食物有所嗜求，所以家长最好能够将使孩子产生影响的食物进行分类排查，然后将这些食物清除一段时间，这样推拿疗法对提高孩子食欲的作用效果会更加容易和明显。（更多关于饮食和食物过敏的信息，请见本书第十章节）

CHapter 2

第二章　家庭开窍推拿疗法是否适合您和您的孩子？

家庭开窍推拿是一套您在家里给孩子进行治疗的一套疗法。而且确定这套疗法是否适合您和您的孩子也至关重要。首先，让您来了解一下我们关于"正确疗法"的定义，所谓"正确疗法"应该是一种安全、有效、无危害并且让家长不用花费过多时间和精力去完成的一种疗法。所有疗法都会花费家长的时间和精力，但是有些治疗太过于繁重。在您进行研究探讨并要做出最后决定时，下面的一些问题将会帮助您来做出决定。

QST 家庭计划会推荐给哪些人？

我们的研究表明，QST 家庭计划对于六岁及以下的患有无其他并发症，并且没有正在接受其他重症医学治疗的自闭症儿童。

QST 家庭计划不会推荐给哪些人，而又为什么？

患有活跃性癫痫的儿童。如果一个孩子患有活跃性癫痫疾病并没有得到药物的有效控制的话，那么温和的推拿轻拍在孩子的头部可能会引发癫痫发作。这类儿童不建议接受家庭开窍推拿治疗，除非在有中医的指导下。

患有其他复杂性疾病和精神类疾病的儿童。QST 家庭计划是数多推拿项目中的一种，它是针对无其他并发症的自闭症和感官问题而制定的。患有其他严重生理或精神疾病的儿童可能需要其他不同的家庭计划，这应该由中医师单独为孩子特定设计。

正在经历大量药物调整的儿童。家庭开窍推拿的成功之处是来自家人能够读取和回应孩子在接受推拿治疗过程中的反应提示。在孩子接受了大量的药物调整期间，药物正在影响着他们的身体，从而很难知道孩子的反应是来自推拿治疗还是药物反应。一些作用很强的药物，如得理多（卡马西平片）、利培酮等，总体会对推拿治疗的效果造成影响。总之，最好等到孩子的病情能够在药物的治疗下稳定后，再开始家庭开窍推拿。

正在接受螯合疗法（Chelation Therapy）的孩子。螯合疗法是一种作用非常强的治疗。它所释放的毒素可能造成孩子的行为退化。最好不要把家庭推拿和螯合治疗混合在一起，因为螯合的治疗过程会让家长们给孩子进行推拿治疗变得极为困难。

对于患有感官问题，但不是自闭症的儿童可以吗？

只要孩子没有在服用药用作用很强的药物，也没有其他复杂性疾病和精神疾病，初此之外，孩子的身体还算健康，那么我们的家庭计划就可以帮助他们的感官问题。如果孩子不符合上述的条件，那么您最好找一位中医师来专为孩子单独设定一套家庭疗法。

我可以给家里其他发育正常的孩子进行推拿疗法吗？
当然可以

我可以给患有自闭症的大龄儿童做推拿治疗吗？
我们还没有对大龄儿童组进行研究。您可以自己做决定，根据您自己的需要去做。但我们有一些家长给他们的大龄儿童做家庭推拿治疗，并且结果也很好。另一些家长无法克服推拿治疗的初期困难，孩子也拒绝被触碰。我们希望今后可以对大龄儿童作做为研究对象，这样我们可以对遇到的所有问题进行系统性分析，然后可以提供相应的治疗策略。

我可以给患有其他类疾病的孩子做推拿治疗吗？

最好不要。我们目前正在对脑瘫儿童和唐氏综合征儿童进行研究。如果科研结果不错，我们将会尽快地把相关信息放到我们官网上。请您随时查询。

Chapter 3

第三章　开始准备给您的孩子进行家庭计划

　　现在您已经确定了我们的家庭开窍推拿疗法适合您的孩子，但是可能又有一大堆问题出现在您的脑子里：费用可以承受吗？是不是很难学？是不是要花很长时间？对您的这些关心的问题，我们都有进行过仔细地考虑，而且家庭推拿疗法就专为家长和小孩子制定的。首先，您可以自己在家里给孩子进行治疗，不需任何花费。其次，每天只需要十五分钟。家庭开窍推拿是众多自闭症疗法中侵害性最小的，因为这没有涉及药物或是手术。并且我们的研究已经表明，正确地进行家庭推拿治疗既安全又有效。

　　已有数千年经验的中国推拿表明儿童年龄越小，推拿效果就越好。这就是为什么我们强烈建议，一旦孩子开始被医生怀疑诊断患有自闭症时，家长就可以马上用家庭推拿作为早期的一线介入手段。

　　经过十几年来和家长们的合作，我们已经得知家庭推拿疗法的成功主要取决于一件事情：家长讲推拿疗法日常化并且能够坚持五个月。这实际上很容易做到。因为推拿的确有效果，所以您就不得不做！一旦家长们克服了学习推拿的困难阶段，而且孩子也最糟糕的感官问题得到了改善，那么我们发现家长和儿童们会非常享受这个治疗过程并且日常化变得更加容易。

　　这种推拿治疗可以加深您和孩子之间的关系。当您发现自己在帮着孩子克服他们成长道路上的障碍时，您会感到作为家长的那种满足感。

打开自闭心门的手

下面是家长们在开始进行推拿治疗前的一些最常见问题：

谁应该给孩子进行推拿治疗？

任何一位在情感上能够与孩子产生联系的成年家属都可以学习此疗法。事实上，至少最好能够有两位家庭成员一起学习开窍推拿疗法。这样的话，如果其中一位家长过于劳累或是有事不在，那么另一位家长可以来做，孩子就不会错过一次推拿治疗的机会。

我应该什么时候来做呢？

睡觉前是进行推拿治疗的极好时间，因为可以帮助孩子平静下而让他们安然入睡，但是可能上学前，或放学后，或午睡前更适合您。最重要的是把推拿治疗日常化而且固定时间，这样可以让您更容易每天进行。一段时间以后，您的孩子就会变得很期待而且会主动要求您来做推拿治疗。

我应该在哪里做推拿治疗呢？

您不需要任何特殊的垫子或是床来做开窍推拿，但是您最好能够找到一个舒适而且可以让您每天利用的地方，例如床、沙发或是铺有舒适地毯和枕头的地面。这些都是由您和孩子根据自己的需求所决定的。任何一处可以让孩子最有可能放松并且可以让您接触到孩子身体左右两边的地方都是最理想的。这样可以让您更加容易地将推拿治疗成为日常生活的一部分。

我需要持续此治疗项目多长时间？

开窍推拿就像一种药性平和而且均衡的药物。您应该进行每日治疗至少五个月。然后您可以再决定是否要继续做。我们会建议您在第一次开始进行推拿治疗前填写本书后面附带的检查表，并在五个月后重新填写一次。这样可以有助于您去衡量孩子所取得的进步，也会为您提供一些基准信息来进行参考，从而您可以决定还要继续做多久的治疗。我们很多家长会继续做一年或两年之久，因他们看到了推拿疗法能够让孩子保持正常的成长，如果不做的话，孩子的进步会有点下滑。

我什么时候不应该给孩子做开窍推拿？

开窍推拿会需要实施者本人一些额外的能量。大家都会有什么都不想做的时候，要么是因为压力太大，或太过劳累，或生病，也可能是情绪不好。所以，在您生病、生气或是精疲力竭时，不要给小孩做推拿。带着消极情绪来进行推拿治疗是不会帮助到孩子的，因为孩子会感受到家长的情绪。您可以让另一位家庭成员来做。如果没有其他人可以做，那么您最好就休息一天，等到第二天您感觉好些了再做。治疗的关键之一就是您要感到内在的平静、敞开和正面。当您感到有点压力或是有点疲倦时，通过给孩子做推拿治疗，也会帮助您平静下来和放松自己，之后您和孩子都将会感觉更好。

如果我孩子感到不适时该怎么办？

您可以根据实际情况来做。例如，如果孩子得了流感，全身酸痛，那么推拿就会让孩子感到更不适，这种情况就不要做了。但是，有时候孩子会有些轻微的感冒或肠胃不适，那么推拿疗法可以帮助他们康复得更快些。

打开自闭心门的手

如果我做错了怎么办?

家长们经常会担心做错。重大的错误都会是很明显的,因此您不会做错的。例如,您不会对孩子很粗暴,不会在您生气时给孩子做推拿,或是不会向孩子脑袋的方向做推拿。如果您有学习这本书和观看了附带的光盘,并且可以保持平静和温和,按照从孩子的脑袋到手脚向下的方向去做的话,那么您就不会对孩子造成任何伤害。在我们学习新的事物时会感觉对自己的能力不太确定,这些都是很正常的。然而,随着您每天都在给孩子做推拿治疗,您解读自己孩子肢体语言的能力会变得更强,而且孩子也开始自己主动向您要求推拿治疗了。

我该怎样记住所有的十二个动作呢?

可能感觉学习这十二个动作会很多,但是不久您就会发现您会轻而易举地一贯完所有动作。这就变成您的第二天性。并且事实上,过一段时间,孩子自己就会知道所有动作并会主动让您来做。

另外,我们还提供了其他一些辅助:在本书后面会附有一张图示。虽然这张图示不会详细地说明所有动作要领,因为您已经从书中学习到了,但是这是一张非常好的参考图表。您现在可以把它拿出来,然后我们一起学习一遍。

首先,您会注意到这十二个动作很清楚而且自然地被分为四组:

1.前两个动作注重的是身体后部的整个身长。然后您再让孩子翻身,第三个动作注重的是身体两侧的整个身长。

2.第二组的三个动作侧重的是能量(气)从头到胳膊,再到手指的运行。

3.第三组的第七和第八个动作,是侧重于胸部和腹部。

4.第四组的四个动作则是作用于小腿、脚趾和双脚。

所以，这些实际上很容易。开始是全身，然后再涉及胳膊，再到躯干，最后在小腿和脚部结束。所有的动作都是沿着身体向下而做的。

每个动作都有什么作用呢？

动作一、二、三是从头顶开始的，您在帮助孩子打开他们对周围世界的意识。通常在进行推拿治疗时，会要花些时间让孩子能够安静地面朝下躺下，但是，当这些发生时，您已经完成了一件非常棒的事情，因为您看到了在您的帮助下，孩子变得更加关注和意识周边的环境。因为您通过轻拍把能量引到孩子的脚部，所以您同时又在帮助他们安静下来和变得放松。

动作四是在开通孩子的耳朵，所以他们可以听。

动作五、六、七都是在打开孩子的社交感官。动作五是让孩子可以更容易地进行目光接触和微笑。动作六是帮助孩子的舌头和嘴唇，从而让他们说话。动作七是帮助他们在伤心时能够自己平静下来。

动作八、九，您在增强孩子的消化系统，帮助他们清除体内的毒素。自闭症儿童本身很难清除这些每天所接触到的化学物质，并且这些化学毒素可以触发孩子的行为出现异常。随着时间的推移，这些化学毒素可以不断地在孩子体内堆积。有时候，在给孩子做推拿治疗时，您的口腔里可能会出现很奇怪的味道，或者孩子的大便可能会变成深绿色而且味道很臭。实际上这些都是成功的显示。您的孩子开始排毒了。

动作十和十一，您在帮助孩子引导能量（气）一直达到小腿和双脚。一旦在脚趾处的能量充足后，那么能量就会循环回到小腹处来重新恢复孩子的身体的活力。最后，动作十二，会一直把能量送回到头部以便来滋养大脑。

几个月后，您的孩子可能会抓住您的手然后放到他的前额，或胸部，或肚子。这标志着处于身体内部的能量场（丹田）打开了，并且已经准备开始补充能量了。这真的很美妙！您就随着孩子的引导把手轻轻地放到那里，然后待一段时间，放松自己并且去享受这种亲密的接触。

我需要一次性按顺序完成所有的动作吗？

理想化地说，最好所有动作可以按顺序一次完成，但是最开始时，可能有些很难完成。对于自闭症儿童来说，触摸可能是非常困难的，一次接受整套的推拿可能对孩子来讲有些太多了。没有关系。先从第一个动作开始，看看您可以做到哪里。也可以先做几个动作，然后过会再把剩下的动作接着完成。换句话说，按照顺序去做推拿治疗，但是不一定必须要一次完成。一般一两周之后，对您和孩子来说，一次完成整组动作就会变得很容易了。

总体来说，理解和认识推拿及中医是非常重要的，中医会对某一种症状进行治疗，但是从来不会仅仅针对此种症状。中医一直以来是把身体看作一个整体。而西医则喜欢采取一个症状一种治疗的做法，但是身体内部都是相互关联的，当一个部分发生问题时也会影响到其他部位（同样，整个身体的健康也会提高局部的动能），中医治疗就是注重整体观念。所以，我们把每个推拿动作放在一起就是一项整体治疗。每个动作都有自己的作用，但是从全套动作来看，开窍推拿疗法就是对全身的一种治疗。的确，起初可能很难一次完成所有动作，但这是最终的目标，而且大多数家长都发现在几天内他们就可以一次性完成所有动作。

在结束每天推拿治疗以外的其他时候，我还可以做这些推拿动作吗？

非常重要的一件事情就是要至少每天一次并按照动作顺序来进行推拿治疗。当然，您可以每天做两次，并且这些每天进行两次治疗的家庭，孩子的进步更快，但是一天一次完全足够了。您可以在一天内额外地做某些推拿动作。在接下来关于每个动作具体讨论的章节结束部分，您会了解到一些动作会特别地对某些事情有帮助。

我该怎样让孩子安静地躺下来接受推拿治疗？

短期来说，您可能做不到。这需要一个过程，孩子开始会动来动去。您必须要持续下去，尤其在最开始阶段。如果能有其他人可以帮助您一起来做的话，会变得容易些，一个人既可以抱住或者把持住孩子，然后另一个人来做推拿疗法。起初，您可能会觉得要用多工作才能完成所有动作，但您可以先偷偷地给孩子做一些动作治疗，然后当您又看到机会时，再继续。这些都没问题。当孩子的经络打开了，他们就可以更安静的接受推拿治疗了。在最开始时，您可以为孩子试着去创造可以做推拿的特定地点和时间，即使孩子暂时还是不能安静下来。

是否可以用玩具或者播放一些动画视频来分散孩子的注意力呢？

当然可以。对于孩子来说，无论是否他们在注意着，能量（气）的效益都会产生。在最开始阶段，动画视频可以让推拿变得非常容易。

打开自闭心门的手

久而久之，就没有必要再用这些东西来分散孩子的注意力了，因为孩子会非常享受与父母这段亲密接触的时光。

您给孩子进行的每一次推拿治疗都是朝着未来的成功迈进一步。您可能不会在一天之内看到改变，但这些都是个累积的过程。没有起初几天的困难，您就不会在接下来的数周内变得那么容易。

家长双方给孩子做推拿治疗会比一个人做好吗？

这是毫无疑问的，家长双方一起做会使推拿治疗变得更加容易，尤其是在最开始阶段，当然，家长一方是单独可以给孩子做推拿治疗的。您比其他任何人都清楚该如何读懂自己的孩子以及该如何应对。当孩子动来动去时，要把他弄到原来的姿势然后继续，动作要轻柔，根据当时情况而定，要把这些也当作推拿治疗的一部分，您一定要保持平静。如果能有另一半家长在的话，那么会有很大的帮助，其实他们会有特定的支持动作和姿势，这些都会在十二节动作描述结束后介绍。记得也要让另一位家长参与到治疗中来，加油！

如果某些动作看似会伤到孩子该怎么办？

这是个棘手的问题。相对其他人来讲，孩子会更接纳来自您的触碰和声音。您对自己孩子这些触摸，对他们来说，可能是最自然不过的了。但是您可能会发现孩子对一些部位的接触并不感到舒适，其实这些部位就是对孩子造成最多问题的地方，并且也是最终最需要帮助的部位，最常见的是耳朵、手指、脚趾。我们绝对不会想要我们的触摸伤害或弄痛孩子，所以要永远保持温和。即使经过了几个月的推拿治疗后，我们的按压力度也不要超过成人给小孩子深深拥抱所产生的压力强度。但是，在一开始，您孩子对某些部位触碰的反应好像是会让您觉得您在伤害或弄痛他们了。重点是，您要记住这些部位，然后通过对本书的学习来了解最好的解决办法。不过一般来说，只有您可以根据孩子的反应来判断力度是否太大。刚开始，这些不适可能对孩子来说太过于强烈而无法忍受，而您可以让他们在每个动作之间稍微休息一下。也就是说，您需要找到一个平衡。孩子可以忍受一些不适的，因为他们身体本身毕竟已经不舒服了，您需要花些时间来找到舒缓这些不适的方法。不过请您要记得，当推拿按摩变得更加容易而且日常化时，那么您所能够完成的每个点点滴滴，都会让您和孩子的关系变得更加亲密。

我应该强迫孩子来接受推拿治疗吗？

不！如果您迫使一个本来就主动会踢打、易怒或是容易害怕的孩子接受这个十五分钟的折磨的话，那么孩子的神经系统将会完全进入"逃跑或战斗"模式，并且他们极有可能会处于这个状态一段时间。这根本不会有任何帮助，实际上，这会起到反作用。

这时专业的老师就可以提供帮助，但是如果没有的话，您作为孩子的家长仍然可以找到该如何应对的方式，可能会需要用您的一些勇气、毅力和坚持，但是，如果您不能完成的话，您的孩子就无法从推拿治疗中受益。或许您可以试着过会再做，每次都只做一些动作。或许您可以在一开始就让您家里的另一位成员来分散孩子的注意力和帮着孩子保持姿势不动，这时您就可以来完成整组动作了。请相信，会变得越来越容易。实际上真正最困难的时间往往就持续一到两周，最多一个月。您要坚信，无论在最开始时完成全部推拿动作是如何的困难，但是这些可以做的都已经为今后能够轻松地完成推拿治疗创造了条件。

如果您不从某个地方出发并持续前行的话，那么您将永远无法到达目的地。您前几周可能是在尝试，但是不论您先期完成了什么，这些都会帮助到孩子。

我的孩子是否必须一直都要躺着接受推拿疗法呢？可以让父母一方来把孩子抱在膝盖上来完成一些动作吗？

您在开始时可能无法让孩子躺下来完成所有动作。您也有可能要满屋追着他跑，来进行推拿治疗。如果这时其中一位家长能够慢慢地把孩子搂入怀里，让他们坐在腿上，那么这时候另一位家长就可以在孩子身上进行治疗了。只要您坚持的话，让孩子自己躺下来接受治疗的目标就会实现。如果孩子不能俯卧，那么这说明他的能量（气）运行在某个地方发生了郁滞，这需要您来帮助他们。一旦您解决了这些郁滞，孩子就可以很容易地躺下来了。

我的孩子对有些推拿动作特别感到不适，我可以忽略这些动作吗？

家庭开窍推拿是一种治疗方法，并且我们都知道，有些感觉不适的治疗方法，但最终是对我们有帮助的。孩子对于某些轻微触摸而感到不适，这对我们来说是非常重要的信息，因为我们可以发现正是在这些不适的部位下面而隐藏着需要解决的问题。所以，与我们本能的不去触摸这些部位相反，我们更加需要花额外多的时间去处理这些不适。这个策略就是我们要调整推拿手法，可以变的更轻更快，或者慢下来做按压，这都取决于孩子能否最大程度地接受这些调整，并且在这些有问题的部位多停留一些时间和再多做几遍相应推拿动作。过了一段时间，这些不适就会被愉快和放松所取代。

孩子对轻微的触摸而感到不适，这正是他们在那里需要额外帮助的信号。家长要找出来这些部位是否有郁滞还是虚弱，然后您就知道该如何调整手法了。

总体来说，是越多越好吗？

我们的研究已经显示五个月的每日推拿治疗就会有产生效果。您不一定需要多做。不过有些家长喜欢在每天一早一晚做两次推拿治疗，而他们孩子进步的趋势会更快。但是再次强调，我们的研究已经说明了为其五个月的每日治疗已经足够了。

对于为孩子提供治疗的家长该如何进行自我护理？

有时候，家长会报告我们说在给孩子做完推拿治疗后自己会感觉有些不舒服或头痛，就好像他们从孩子身上吸收了一次毒素一样。对于这些问题，在我们的网站上提供了一套每日十五分钟的家长锻炼DVD，叫作自我保健气功（Slef-Care Qigong），您可以每天在家里练习。通过这些锻炼，可以让我们身体自然地排除毒素并且可以补充能量，从而让您每天更加平静和放松。您可以在完成推拿治疗后练习，也可在一天中的任何时候练习。这更有助于您对自己的保健。

我们很多位家长都会在家里自己做气功练习或是参加社区的气功课，大家可以一起练习并可以收到反馈。我们建议家长们可以把气功练习作为您日常生活自我保健的一部分。

CHapter 4

第四章　推拿

　　在您给孩子做开窍推拿前，请仔细阅读本章节，并观看书后附带的 DVD 光盘。然后在您的搭档或配偶身上先练习这十二个动作，直到您认为自己可以平静而顺利地完成这套疗法。这个练习是非常重要的。因为如果您直接上来在您孩子的身上练习的话，那么孩子会抵触的。一旦您熟悉和掌握了本章节的内容并可以在参考手法图示（附在本书后页的 DVD 袋中）的帮助下顺利完成全套动作的话，那么您就已经准备好了，开始为孩子进行治疗。

　　在开始之后，您将会产生很多疑问，而我们下面会提供更多的内容来协助您更好地了解和进行开窍推拿。请确保仔细阅读本书的第五和第六章节。您可能在初次阅读后无法记得所有内容，但是，在您开始推拿治疗的前几周内，您已经产生了一些关于推拿手法的体会，这时再次重复阅读这两章节的话，那么这套疗法就会有条不紊并持续地帮助我们的孩子了。

　　在开始给孩子进行治疗前，您需要尽可能地对这些动作手法保持平静和信心，因为这样可以让您全身心地参与到孩子对开窍推拿治疗的反应和变化当中去。如果您注意力不集中，并且还在尝试学习这些动作，同时还要应对孩子对推拿治疗所产生的反应，那么这会增加您在艰难起步中将要放弃的概率。为什么让自己如此辛苦呢？找一个伙伴来先练习所有的推拿动作。另外，在您基本掌握了这十二套基本动作的内容后，会有一些更有帮助的信息要您来了解。

不只是要完成这些推拿动作 ——但开始时要这样!

几个月后,您会发现自己对如何为孩子进行最佳推拿治疗的理解会不断地加深。您也会知道,每天该如何根据孩子对推拿的反应进行手法调整。在遇到某些有问题的部位时,您会知道该如何应对和解决。总之,最棒的是,随着您孩子经络的打开,他们会越来越多地接受推拿治疗。再过一段时间后,孩子可能会主动让您来调整推拿手法,他们可能会要求按压力量再大些,或者再快些和轻些,或者在这个部位时间再长些,或者把您的手按压到身体的某个部位来帮助填充能量和血液。

在本书的后面章节会谈到常见问题及解答。最好经常阅读并时常提醒自己这些问题,如果您在推拿治疗过程中遇到问题的话,就可以轻松找到答案了。

不要急着一次性去了解所有的推拿知识,或甚至一开始就要很好地掌握推拿。就像学习其他任何有价值的知识一样,需要一段时间的练习。如同我们之前所说的,如果您能够按照书中的指导去做,您就会做好,虽然做的不是最完美,但是您不会对孩子造成任何损伤。在您阅读完本书,看过附带的光盘,并已经练习了,您一定会记住一些内容,但是不是所有。请不要为此而纠结。您可以利用附在书后面的推拿动作提示图表来作为指导,直到您可以不用提示来完成所有推拿动作,并且您可以通过经常复习书中的内容来检查您对开窍推拿的理解,并且可以在继续学习更多的技能,这样的话,您就可以不断地提高推拿的效果。当超越这一阶段,您就可以灵活地掌握了所有内容了。

成功的关键要素：方式、意识和目的

除了要学习推拿动作以外，家长还必须要考虑和练习三个重要的动作要素：方式、意识和目的。

方式：或者说是技术。这个方式在整个治疗效果中占有百分之三十的作用。您的双手是否在每一个动作的开始和结束都是正确的呢？您是否有仔细地遵循动作图表上所提示的经络方向来做？您是否对每一组动作都有做到适当的次数？还是很着急地要完成整套动作？您的孩子是否在一个舒适的地方接受推拿治疗？您所在的空间地点是否能够让您容易地完成整套动作？

我们的最终目的不是能够顺畅并可以连续地完成所有推拿动作；而是您可以清除孩子身上的郁滞，也可补益他们的气血的不足。

意识：试想一下那种能够真正地在和某些人产生共鸣联系的喜悦感，设身在这种能够被倾听和注视的场景中。这种感觉就像有很多的交流在不断进行着，可以是有言语的或无声的，因为你们志趣情感相投。家庭开窍推拿就是要让您的双手和孩子的身体之间建立这种交流。在进行推拿过程中，如果您在观察他们的面部，双手和身体，并且有在注意他们是处在紧张还是放松状态，之后您能够对这次观察做出调整，这个过程就是您和孩子间的能量交流。这如同身体的直接交流并且好像在说："我有感觉到你，并且在你显露出一些动作表情，我可以给你提供回应。"

例如，您在给孩子进行推拿治疗时，在轻拍孩子的颈部，您注意到孩子扭动他的头，这时您的手指处在颈部的另一个部位。您不要继续向下拍，而是要继续轻拍这个部位。孩子又把头转向另一个方向。这些就好像一只小猫在说："抓抓我这里，抓抓我这里。"几分钟后，孩子就停止转动，这是您可以继续完成接下来的推拿动作了。这些都是孩子在显露他们的需求，而您也有做出回应。

这都好像在一起冲浪；在海浪移动的时候，你们就跟随着一起移动，并且一直都在轻微的保持再平衡。这些都是关于要在正确的时刻，在孩子身体正确的部位，找到正确的手法。这可能听起来有点困难，但是您可以回想一下，其实您从孩子出生到现在都在做这些事情。在您找到最好的方法让孩子打嗝，或者如何将睡着的孩子从车里抱到床上，这些都是您在根据孩子的反应而做出您所能知道的最好的回应。

意向：父母的专注力和明确目的的能力对整个推拿有效性占有百分之七十的影响。这就是为什么在开始进行推拿前，要在身体和精神上都要准备好的原因之一了。

"目的"这个词，在推拿治疗中有着特殊的意思。这就要求在做每组动作时，有能力保持特定的目的。例如，如果您做一组动作的目的是要把气或者能量流从孩子的头部流到脚部的话，那么在达到这个目标之前，还有很多地方需要跨越，您还可能会在沿途中找到一些问题点。如果您在脑子里保持这个动作的目标，也就是目的，您将会更是当地对孩子的反应做出回应，最终达到成功。

目的的第二部分，就是您希望孩子能够及时地融入这个世界并且让他们可以与社会和您建立更多更紧密的联系。随着开窍推拿的进行，您将会为孩子创建一个入口，能够让他们能够更加准确地看到和体会周边的世界。另一目的就是创造一个受欢迎和安全的地方，能够让孩子自己渴望融入进去。如果您可以保持一种愉悦的、关联性的和喜悦的目的来进行推拿治疗的话，那么将会对孩子感官的开始打开产生不可估量的帮助。点燃光明，保持愉悦和平静，并且可以实事求是地来处理遇到的困难。最初时，您可能需要安慰孩子说，"您没事的。"过后，您可能会在进行轻拍时，会告诉这些身体部位的名称，从而来帮助他们的语言获取能力。要具体说什么，这都取决于您自己，不过，您总是要设身于那一片刻，可以微笑，可以聊天，可以唱歌给孩子听。当孩子自己有能力做时，他们会加入您，和您一起感受那一刻。

在您开始给孩子进行每天的推拿治疗前

在您开始给孩子进行每天的推拿治疗前，要让自己在身体上和情绪上都要准备好，这是非常重要的。请按照下面的步骤，来作为您开始治疗前的准备工作：

1. 确保屋内的空气流通正常

2. 保证自己身体有足够的力气进行推拿

3. 在情绪上能够保证自己保持着爱的目的来进行推拿治疗。让那些忧虑和其他想法在一开始就抛到脑后。在当下调节好情绪来和孩子一起进行推拿治疗。

4. 准备好双手就开始进行推拿治疗

观看家庭开窍推拿光盘中的演示，学习如何开始下面列举的前两步骤：

（1）站直，放松，将胳膊放到身体两侧。手掌向上，慢慢抬起前臂到水平位置，然后再慢慢放下，胳膊恢复到两侧。重复三次，感受前臂和手掌中空气的阻力，让身体中一天来所有的事情都抛在脑后，开始准备好和孩子在一起。

（2）双肘保持在身体两侧，双手抬到水平。双手成虚掌（微微弯曲手指呈捧水状），然后慢慢地将双掌闭合，直到您感受到手心中的热量，就像有个柔软的球在两掌之间，然后再慢慢恢复到自然姿势——大约在肩膀宽度。在做这个动作时，慢慢深呼吸。

（3）或者，您也可以双手进行摩擦。重复三次，准备将自己爱的能量流向孩子。

为什么在开始治疗前要评估自己的身体状态呢？

开窍推拿是消耗您的一些能量来给孩子。虽然总体上来讲家庭开窍推拿可以让您和孩子都会感觉更好，但是如果您自己本身的气或能量由于某一天的劳累、压力或是生病变得虚弱时，您最好在进行推拿前，考虑一下自己是否还有体能来给孩子。简单的来说，就是在我们觉得本身已经没有额外的能量给其他人时，这时候就不要给孩子进行推拿治疗了。这好像当桶里是空的时候，就不会有水提供给任何人了。

为什么在开始治疗前要评估自己的情绪状态呢？

我们的情绪带有很强烈的能量——积极的和消极的——并且家长和孩子之间非常容易觉察和感受到彼此的情绪。能量不会说谎，当您在进行推拿治疗时，如果表现得非常焦虑的话，那么家长本身会很难来感受到自己内心深处的那种作为父母的爱与孩子的联系，而且您的孩子极有可能会感受到您的焦虑。只有尽最大可能地保持积极的情绪，才可以让治疗变得有效，而消极的情绪则会造成压力和疾病。之所以让家长来作为孩子的治疗师而且效果又非常有效的原因之一，就是来自父母对孩子的那份深厚和爱与承诺，父母之爱胜过一切。在父母处在放松状态，并非常专注地给孩子做推拿治疗的时候，这股安详而又充满爱的能量通过肌肤的触摸和声音传递给孩子。家庭开窍推拿的制定正是要传递这些安详又富有爱的能量。

总体说明

重复性

对每组推拿动作的说明中所提到的重复次数，都是最低限度的，但是您可以多做。随着您更加熟练地掌握这些动作，您会发现自己会每组动作重复很多次，或是在某一个部位花上更多时间，也有可能根据孩子的不同反应和当天的需求做出调整。基本来讲，整套推拿用时是 10 到 15 分钟，但是也可能会用上双倍时间。

触摸

实际上，家庭开窍推拿是关于轻拍和按压，但不是我们所认为那种揉捏肌肉的普通按摩。请观看附带的光盘，这会有助于您对轻拍的了解，不过最好在其他人身上先练习，这样会让您对该如何进行适当的力道和速度有个更加完整了解。在您的手掌下应该需要掌握一些力道，这样可以促使皮肤下面的能量运行，手掌的力道如同在孩子打嗝时，您在轻拍他们后背的用力一样。每次的轻拍一定要紧实而且带有目的——您希望让这些嗝气向上排出，这就是气的移动——但是绝对不要用力过大或伤到孩子。大多数家长是站在或跪在孩子的一边来进行推拿治疗的，但是您可以自己掌握一个让您舒

打开自闭心门的手

适的姿势来进行治疗。除了在孩子耳朵的外围，您双手指向的位置可以随意。轻拍和接触的总体方向对了就可以。

您的孩子会通过言语或肢体语言来告诉您要移动快些或再慢些，轻些或再重些，并且您将会自动学会对自己孩子触摸的"步调"。请您要记住，虽然这些与您在白天其他时候触摸您的孩子有所不同，但是您都在向最终的结果迈进。例如，您发现在孩子的头部，手部，或者脚部有所不适，请不要避免这些。这些地方正是孩子需要额外帮助的部位。试着减轻拍打力度，加快拍打速度，然后在这些部位再做一些额外的自上往下的重复拍打。如果孩子在某一处怕痒，这意味着这里的气血不足，这时候要停止轻拍，而是轻轻地按压。如果手指或脚趾不适，也是要轻轻地按压，而不是来回地摩擦。我们要听、要看、要调整。

推拿动作的手型

推拿手型非常重要，主要有两个原因：手型的正确性可以确保轻拍带来的舒适度，并且可以更好地传递您的能量。如果您现在回想一下您的手掌，您是如何利用它来和别人互动的，您会意识到这手掌就是与他人产生连接的一个点。我们通过握手与他人问候。握手可以显示出尊重，我们紧握双手也可以进行交流彼此的爱。

在开始推拿前，请不要忘记摘掉孩子头上的饰品、发箍或发带。耳环、手镯和项链可以戴着，只要不会妨碍到您。

在手掌的中心的凹陷处，这里是气－能量直接与心脏连接。如果您有仔细的观察，您会发现人类会本能地利用这个连接点——这就如同一条通联我们情感中线的管道。在我们摆手打招呼或说再见时，都是在展示这个连接点给别人。在西方思维中，我们说"爱抚"是来自双手的。中医理论中，我们是通过手掌来传递来自心脏的气 – 能量。当我们轻轻地把手捧成杯子状，会在手掌中心形成一点空心，这里充着气 – 能量。因此我们可以用这手型来做轻拍。

从实际操作的观点来看，您需要将手微微捧成杯子形，这样可以避免整个手掌平拍到孩子身上，但是同时，您的手指要保持做够的放松以便来更好的顺应孩子的身形。在您观看光盘时，您就会体会到该如何去做了。

在孩子耳朵周边的推拿手法有些不同。您杯子式的手型要覆盖到孩子的耳朵后部，但是通常不会直接用手掌去拍打孩子的耳朵。因为这样会弄痛孩子。还有，要非常仔细地展开手指，这样可以让空气在指尖运行。您不希望把空气按压到孩子的耳朵里。这种杯子状的手型，而且手指微微展开，会让您非常自然地按压到位于耳后的穴位，从而可以打开耳窍。

目的

在接下来对每组动作的具体描述中，我们也会列出已为每组动作设定好的目的或是目标。现在来想想教孩子如何骑自行车。作为父母，您首先要有孩子要学习骑车的目的，但是您也清楚这会要花上一段时间来学习。接着您会在孩子身边来指导他们，不过，他们终究要按照自己的步伐去学习骑车。这和您在给孩子进行推拿治疗是一样的，您不能按照您自己的意愿去迫使能量的运行，但是您可以利用您的双手和所学到的知识来引导，并且在孩子学习新的内容遇到困难时，您可以给孩子情感上的支持。您要自己来做决定什么

打开自闭心门的手

时候您已经取得了某些具体的进展，或是您会觉得自己只是偶尔对某些步骤取得了更多的进步。无论您做什么决定，都会帮助到孩子，所以请运用您父母传授的智慧和知识到您自己的孩子身上，您会知道什么时候该继续前行。

反应

会有很多的反应发生，这些反应都有特殊的意义。我们会在对各组动作的具体描述中提到，不过，我们也有在下面的章节中将这些意义按照字母的顺序罗列出来。非常重要的是您要熟悉这些反应以及学习如何去根据这些反应去调整推拿手法。例如，孩子会发出哼哼声，这是一个非常明确的反应，只有在您了解这些内容后才会注意到。还有孩子会把腿抬起来，或怕痒，或者孩子的手会放在您的手上面等，请您留意这些反应并且去做出回应，这些就是我们之前所谈到的意识要素（方式、意识和目的），对我们获得成功至关重要。一旦您已经掌握了这十二组推拿动作并且已经有些经验了，您就会用心去观察和了解孩子的这些反应，这将成为让人最难忘和美妙的经历。

动作

在您进行这十二组开窍推拿动作时，请要记住每组动作都有特定的目的——要打通这些经络中的郁滞，补益能量存在虚弱和血液循环不足的部位，要让气和能量在孩子全身运动起来，从而让孩子健康和均衡地成长。

首先，除了孩子的手和脚之外，几乎所有您进行推拿的其他部位都会存在郁滞，您需要向外向下清除这些郁滞。我们会利用快速而又轻轻地拍打来打通这些郁滞。请注意孩子的头部和脚部，通常一开始时他们不会躺下来，或者头一直会昂着。您的第一个目标就是要让这些能量从孩子的头部向下运行。您只要继续这样做，同时看着孩子的头，当他们把头放下时，您就知道了能量已经向下移动了。一旦他们的能量能够自由地向下运行，就会一直循环到孩子的脚部，您这时就会注意到他们会把脚平放到床上。

光盘中会有示范，当郁滞被打开，孩子就会融入推拿治疗中并且会发出哼哼声。在您听到这些哼哼声时，不要移动，就保持在那个部位继续轻拍，一直到哼哼声停止，然后再继续向下做。在郁滞被清除后，循环才可以开始补益填充。

动作一（至少进行三次本组动作）：

开通大脑和感官

让孩子平静下来

解决踮脚走路的问题

增强免疫系统

稳定孩子的能量

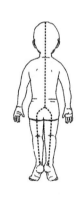

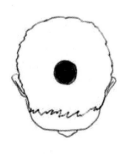

对于大脑来说，有两个非常重要的穴位，第一组的动作的起始点就是从其中的一个穴位开始。就是在囟门的正中心。从这一点开始是非常重要的。如果您错过了这一穴位的话，那么推拿疗效会有影响。右面的图示就是动作的起始点。

在头骨和颈部中间线的交会处就是第二个有助于醒脑的第二个

打开自闭心门的手

穴位。这个穴位尤其可以帮助孩子移动脸庞和进行眼神接触。

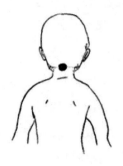

　　孩子的姿势：身体俯卧，头朝下或侧向一侧。如果孩子抵触俯卧，您可以让他们先站着或者坐着，但是只要孩子有要趴下的倾向，那么您要马上来协助他们趴下来。

　　目的：孩子对首次推拿经历可能感到不适，但他们还在适应着，这时家长要提供身体上和情感上的支持。关于本组动作能量方面的目标是要打开大脑上的穴位，然后要让能量流向脚部。在孩子行为上您所希望看到的是他们能够平躺下来并且能够轻松的接受推拿治疗。

　　动作：一只手不断地轻拍位于头顶中心的穴位，一直到孩子的颈部放松下来并且能够低下头来。然后再向下轻拍位于头后部中心的穴位，此时要把手掌横过来，这样更方便您能够持续轻拍这个穴位，一直到孩子放松。对于头后这个穴位的轻拍是第二个极其重要的推拿动作。然后继续沿着颈部和脊柱向下拍打，让能量向下运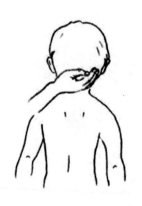行。在您拍到尾骨的位置时，换成两只手来沿着腿部的中线向下继续拍一直到达脚踝外侧，并且在外脚踝处多拍几次后结束。

观察：起初孩子的颈部不会放松，也不会把头低下来。如果出现这种情况，那么就在头顶持续轻拍一分钟或者更长，然后在向下继续。

通常在头骨的底端，也就是颈部和头骨的连接处会有郁滞，而且在您拍打此处时，孩子会变得动来动去。如果有此情况发生的话，您就保持在这个位置，并持续地轻拍此处，一直到他们开始放松。然后再移动能量向下到后背和腿部。

如果孩子的双膝弯曲，并且脚踝翘起，那么您就需要从孩子的膝盖后部向脚部做额外的轻拍动作。这会有助于他们的双腿放松下来，然后可以躺平。

倾听：哼哼声。如果在您轻拍孩子身体的某个部位时，他们开始发出哼哼声，那么就保持在这个位置不动，持续轻拍直到哼哼声停止。

一段时间后：可能会花上一两个月的时间，才能让孩子能躺下来接受推拿治疗，他们的颈部可以放松从而头能够低下来，而且能够在您轻拍他们颈部时，会保持放松。不过最终，腿也会放松下来。

能量运行和血液循环：当位于头顶和颈部与头骨连接处的两个穴位开通时，能量运行和血液循环可以增加，从而大脑可以集中注意力并且开始学习。随着处于头部的压力缓解到后背时，孩子的撞头行为就会停止。当能量自然地从后背向下运行到脚踝时，孩子踮脚走路的行为也会停止。在孩子能够更好地稳固自己的能量时，他们就不会在兴奋时向上不断舞动，并且重复性地拍打双手的行为也会停止。

进展的迹象：孩子开始意识和注意他们周边的世界。

打开自闭心门的手

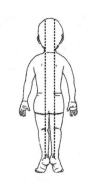

动作二（至少进行三次本组动作）：

恢复肌肤的正常感觉

可以协助如厕训练

有助于内脏的排毒

促进脏腑的健康和功能

孩子的姿势：身体俯卧，头朝下或侧向一侧。

目的：会有更多连接大脑和脏腑的穴位被打开，并且也会有更多的能量流向脚部，这时候我们要继续给孩子提供身体和情感上的支持。最终的目标是要清除所有存在的郁滞，从而可以让孩子们安静地平躺着接受推拿治疗。

动作：双手都要放在位于头顶中心囟门处的穴位的两侧，接着开始轻拍这里数次。然后双手保持平行，继续向头后部轻拍下去。之后换成一只手横过来轻拍颈部，然后再双手平行地沿着脊柱的两侧向下轻拍到腰部，再沿着两条腿部的正中线向下拍到脚踝的外侧。同样，在外脚踝处多拍几次后结束。

观察：像动作一一样，如果在轻拍孩子头部和颈部时出现蠕动或是回避此处，那么您就需要在这两个部位轻拍久一些。如果孩子的双膝弯曲，并且脚踝翘起，那么您就需要从孩子的膝盖后部向脚部做额外的轻拍动作。如果您注意在做额外的轻拍后孩子开始放松下来，那么您就再持续这个动作久一点。如果孩子在您轻拍到某个部位时发出哼哼声，这是个非常好的现象，您就在这一部位继续轻拍一直到哼哼声结束。

在您给孩子进行第二组动作的时候，发现自己嘴里出现了不同寻常的味道，或是闻到一些气味的话，这些实际上是孩子身体内的脏腑排除的毒素。接着就多做几次这组动作。除此之外，其他任何一组动作都有可能出现这样的现象，但是尤其会在这组动作中发生。

倾听：哼哼声。在孩子开始出现哼哼声的部位持续轻拍，直到哼哼声停止。如果在轻拍他们的头部时出现哼哼声，意味着头部正在被打通；如果在轻拍后背部时发出声音，这意味着孩子的肺部正在被打通；如果在腰部，这就是处在腹部的脏腑的压力被释放。

能量运行和血液循环：随着位于头部和颈部的重要穴位被打通，连接头部和身体的经络也会因而通畅，这样气血和能量就可以自由运行。后面整个身体的血液循环会畅通，并且肌肤对于疼痛和愉悦的感觉也会恢复正常。孩子就可以感觉到尿布是否湿了，也会感觉到自己是否要大小便，如厕训练也会变得更加容易。敏感度过低或是过度敏感都是一种失衡。当位于脊柱两侧的穴位被开通时，这些穴位下面所对应的脏腑就会开始产生排毒反应，血液流量也会增强，脏腑机能也会加强。在脚踝外侧的额外轻拍会帮助能量向下运行，因此不会再上冲回头部。

孩子不再蠕动并且可以安静地躺下来了。当您轻拍身体存在郁滞的地方时，他们开始发出哼哼声，这些郁滞也会随之清除。之后，当这些严重的郁滞不复存在时，孩子就可以安静地趴下来接受整套的推拿治疗了。同时由于身体后面的血液循环变得通畅和充足，所以他们的脚踝也可放松下来了。

进展的迹象：如果孩子在受伤后，从来没有哭过的话，那么请期待这个会发生转变。如果孩子也从来不会意识到尿布是否湿了，那么他们也将会开始意识到尿布的变化。

动作三（至少进行三次本组动作）：

缓和情绪

加强对挫败的承受能力

身体向外排毒

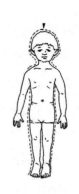

如果您的孩子非常容易生气，踢打，或者是乱咬，那么一开始时这组动作对孩子来说可能会有些困难。但是几周以后，情况会变好而且他们的这些具有侵略性的行为也会减少。

孩子的姿势：面朝上，仰卧。

目的：观察孩子的反应并随时做出调整。最终要清除所有的郁滞，从而您可以沿着身体两侧向下完成推拿动作。

动作：此组动作是从头顶开始，然后再到身体的两侧。在您轻拍到孩子的耳朵时，要把手指微微打开，保持杯子状，手指尖自然地放在耳朵的后面，双手自然的整个耳朵覆盖住，位于耳后的穴位通常很容易发生郁滞，所以要在此处额外的进行轻拍，以便清除这些郁滞。您的手指间应该有些空隙，不要把整个手掌握得很紧。如果孩子的耳朵存在郁滞，他们通常不会喜欢让您触碰。但是只要您感觉并没有在有意的伤害孩子（您没有在用力的拍打他们的耳朵或者用手掌平拍他们的耳朵），那么就请继续持续下去。在整个推拿疗法中，这个部位也是非常重要的。接着向下轻拍颈部的两侧，再到肩膀，躯干的两侧，臀部，腿部，最后一直向下到脚踝。

观察：任何一种头部、胳膊、躯干或是腿部的左右晃动。这些都是在显示位于身体两侧的经络被激发，开窍推拿是有效的。留意

58

这些位于耳后和颈部两侧的郁滞，您可以在做第四组动作时花上更多时间来清除。

能量运行和血液循环：从头部到耳部的轻拍会有助于耳部的血液循环，并且也可以有助于眼睛和耳朵的相互关联，从而孩子能够同时听看一致。随着身体两侧的部位协调工作起来，孩子就可以更好地控制和调节自己的脾气和情绪了。

一段时间后：当所有的郁滞被清除后，孩子就可以平静地躺下来。他们可能会变得怕痒，您就要调整手法，开始慢慢地按压，从而可以帮助血液循环变得更加充足。

进展的迹象：孩子不再只朝向眼睛两侧的方向看了。并且他们具有攻击性的行为也会大幅减少。

动作四（至少进行三次本组动作）：
开通耳部，有助于孩子的听力
增强孩子对语言的接受能力

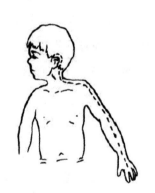

孩子的姿势：面朝上，仰卧。

目的：找出位于孩子耳部和颈部的郁滞。当孩子肢体语言有所显示的时候（例如，怕痒或是把手放到您的手上），您要准备转换方式来做补益手法。

动作：动作开始是将手掌变成捧杯状，然后轻轻地放在孩子耳部，指尖放在耳朵的后部。然后轻拍耳朵，随之移向脖子的一侧，注意观察脖子的紧张肌肉是否松弛，如果有必要的话，可以在此处多做一些轻拍。然后再移到肩膀上面，再沿着胳膊到手背处。最好是您的一只手握住孩子的手，然后您的另一只手做轻拍动作。

观察：耳部和颈部侧面是否有不适感，尤其对于那些经常发生耳部感染的孩子，或者对于家长声音不做回应的或是还没开始讲话的孩子。如果孩子感觉非常不适，那么您特别需要额外地重复此组动作。您的手法可以变得更轻更快，但是持续下去。

如果孩子的耳部或是颈部怕痒，那么您的手法动作就要慢下来，轻轻地按压耳部周围，而不是轻拍了。如果孩子的手放到您的手上来，那么你也要慢下来，做按压动作，光盘中有演示。

如果孩子决绝或是把您的手拉开的话，那么您可以试着同时轻拍耳部和肩膀部位，或者试着快速从耳后沿着胳膊向下轻拍数次。然后再回来试着轻拍耳部。

倾听："噢"，这意味着您需要调整您的手法。如果有哼哼声，那么请您继续在此部位进行轻拍，直到声音停止。

能量运行和血液循环：对于自闭症儿童来说，在他们的耳部周围经常会产生多层面的郁滞。孩子需要一段时间来接受耳部的快速轻拍动作，再后来，他们可能又需要耳部的按压动作。这些变化是显示出第一层面的郁滞被清除了，一次耳朵在此层面的血液循环就会充足起来。然后，孩子就会进展到下一个处于更深的郁滞层面，还是接着清除和补益。这些变化可能要发生很多次，一直到耳部的血液循环完全地恢复，能量能够畅通地运行时为止。

一段时间后：孩子的耳部和颈部一侧会感觉更加舒适，您就不需要在此处花上过多的时间。

进展的迹象：随着孩子对耳部推拿的抵抗减少时，他们就开始注意您所说的话，并且开始明白您对他们所讲的内容。一旦这些发生了，那么他们就将会学着通过开口讲话来表达自己的想法。

您不一定要在孩子的身边移动来移动去，您可以在孩子一侧完成第四、第五和第六组动作，然后再移到另一侧。

动作五（每只手臂至少进行三次本组动作）：

有助于孩子的社交能力

加强孩子的眼神接触和面向别人的能力

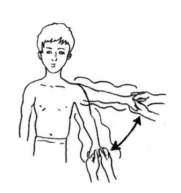

孩子的姿势：面朝上，仰卧。

目的：吸引孩子的注意力。进行交流。对于这组动作，您是在做挥动动作和利用您的声音来吸引孩子的注意力，他们会转头朝向您，然后会发生眼神接触。一旦您与孩子有了眼神接触，您的目标就是要尽可能地持续住这些变化，通过开玩笑似的来完成余下的动作，从而可以让他们感觉舒适。

动作：站在孩子的一侧，看着他们的脸部，然后您的双手握住他们的一只手。在您的大拇指和其余四指之间抓住孩子的手，您的一只手是要握住食指和中指，另一只手握住他们的无名指和小手指。之后就自然而舒适地握上您的双手。

轻轻地向外拉伸一下孩子的胳膊，直到整条胳膊完全伸直。您不希望孩子的肘部有弯曲，并确保孩子的腕部自然放松，也没有弯曲，这样的话，能量就可以直接地自由流像胳膊，然后从手指流出。再轻柔地挥动孩子的手臂，从孩子的侧边一直到与肩膀水平，形成一个弧度，然后回来。（想想在雪地里做天使翅膀的游戏，不过是一次挥动一只胳膊。译者注：在美国冬天，孩子会躺在厚厚的雪地里，然后四肢展开，不断相上下摆动四肢，这样就在雪地上形成一个看似长有翅膀的天使的形状）。做此组动作要轻柔，并带有嬉戏性的心情来完成，看着孩子的脸，同时在上下挥动孩子的手臂时说，"上、上、上……"和"下、下、下……"

　　观察：在您给孩子做此动作时，孩子会转头面向您，并且会发生目光接触。如果他们的肩膀很紧绷和耸起来，那么您需要从孩子颈部的一侧进行快速的轻拍手法，一直到肩膀，再顺着手臂向下做，这样可以让孩子的肩膀放松下来。

　　能量运行和血液循环：此组动作会将一股股能量流送到孩子的胸口，从而可以开通孩子的心窍，这里就是中医称为中丹田的位置。这里也是孩子去感受和渴望与他人建立联系的中心。

　　一段时间后：在做此组动作时，孩子将会和您进行眼神接触和微笑。这些意味着这组动作正在协调大脑对社交作用的基本反射需求——这个能力就是孩子可以面向一个人，进行目光接触，用耳朵听取这个人的声音，并且可以向对方敞开自己。您可能会开始和孩子一起聊天或是唱儿歌。

　　进展的迹象：您的孩子将会经常地进行目光接触。并在一段时间后，他们也将会开始与周边的人建立联系。

动作六（每只手至少进行三次本组动作）：
提高孩子语言能力

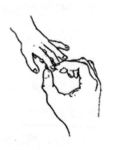

孩子的姿势：面朝上，仰卧。
目的：清除位于手指中的郁滞，如果有需要时，通过按压手指

的动作来进行能量的填充。

动作：您的一只手轻柔地握住孩子的手，再用您另一只手的大拇指和食指来轻轻地揉擦孩子每个手指的两侧，方向是从手指的根部向指尖方向移动。如果孩子的手指非常僵硬，那么您就需要用手握住一个手指，进行轻柔地按压，而不是在揉擦了。

观察：手指头僵硬或是怕痒意味着此处的血液循环不够。这时您就要轻轻地进行按压手法，而不是揉擦了。您可能也会注意到某一个手指相对非常敏感，您这时也是需要不断地重复按压，一直到不再敏感了。

有时候，此组动作可能会让孩子的腿部产生大的动作，那您继续重复手指推拿，直到腿部安静下来。实际上，这是孩子大脑在对手脚产生关联的标志。

对于还没有开始讲话的孩子来说，在进行此组推拿治疗时，他们的舌头和嘴唇来回移动，这个现象非常普遍，并且这是个非常好的信号，因为这些移动正说明大脑此时在为讲话建立必要的关联。这时，您应该继续揉擦他们的手指，直到这些移动停止。

倾听：当孩子的胸部第一次被开通时，他们将会发出咯咯声和开心的笑声。这意味着孩子的感觉中心被打开，他们在感受着喜悦。

能量运行和血液循环：起初，孩子手指的血液循环通常不足，而且这些手指会造成不适。不过之后，一旦血液运行被重新恢复，那么手指就可以变得舒适和放松。每个手指都连接着身体的不同部位。大拇指连接着肺，中指连接着耳部，小指连接着舌头，以助于言语的形成。

一段时间后：手指的揉擦不再那么敏感，孩子也可以享受手指的推拿按摩了。

进展的迹象：语言能力的提升。

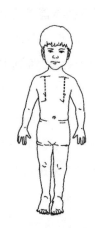

动作七（至少进行三次本组动作）：
有助于自我安抚能力
帮助学会过渡

孩子的姿势：面朝上，仰卧。

目的：要激发和增强自主神经系统中掌控自我安抚能力的机制。孩子揉眼睛和打哈气都是在显示这个功能的发生。

动作：您的双手从孩子的锁骨处开始，沿着乳头线一直到胸腔的底端进行轻柔而缓慢地按压。请记住，在我们呼吸时，肋骨会内外扩展移动的，所以此组动作不会对孩子造成伤害。您要用适当的力气才可以让肋骨向内移动，大概就像您在拥抱孩子的力气一样。不断重复这个动作，直到孩子开始揉眼睛和打哈欠。

观察：要睡着的迹象，例如揉眼睛，打哈欠，这些都是自我安抚机制被激发。一旦这些情况发生，请您重复多做几次此组动作，从而可以加强神经系统的反应能力。

尤其要观察孩子的手是否在向您的手靠近或者甚至直接放到了您的手上，这个举动意味着孩子的胸部敞开而且具有让人平静的能量不断在填充这里。如果这个情况在推拿过程中发生了，您就把孩子的双手放到您的手下面，然后一起继续做此组动作，并可以时间长些。

倾听：起初孩子可能会伴随这组动作发出哼哼声或是唱歌，后来，他们可能就会安静下来。

　　能量运行和血液循环：胸部的深处就是中丹田，是我们来自我感受和社交的能量源。随着这个地方的开通，孩子就可以更多地表达自己的感受。"妈妈，我很难过"，"爸爸，我很开心"。一旦这里被开通，身体自然而然地就开始从父母身上和孩子本身进行能量的填充。请看本书中第55页中的辅助手法关于如何让能量填充发生的具体说明。

　　一段时间后：在您开始进行此组动作时，孩子将会很快地平静下来，揉眼睛，打哈气。

　　进展的迹象：过渡变得更加容易，孩子也可以自我安抚了。

　　在进行推拿治疗的几个月后，您的孩子就会在治疗过程中，非常放松。如果这种情况发生，而且家长双方都在在场的话，您们可以考虑加上辅助手法。这个手法将会在本章节的最后描述。

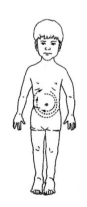

动作八（做三组，每组九圈）：
帮助消化
解决泄泻或是便秘问题。

　　孩子的姿势：面朝上，仰卧。

　　目的：清理和增强孩子的消化系统。要观察郁滞，并且要做好将这些郁滞引到腿部的准备。要注意孩子的情绪，并且要做好让这些滞气有空间向上释放出去的准备。要知道什么时候加上辅助手法，

打开自闭心门的手

并且做好要加上的准备。

动作：此组动作是要以孩子的肚脐为中心，您的手掌向周围进行旋转揉擦。揉擦的方向（顺时针或是逆时针）非常重要。这一组动作要完成三次揉擦，每次揉擦要做9圈。先一个方向开始一次，然后再反方向揉擦一次，最后再回到原来方向进行揉擦。如果孩子的大便是正常的或偏于松软不成形，在做动作八时，先是顺时针9圈，然后逆时针9圈，最后再顺时针9圈。如果孩子便秘，在做动作八时，先是逆时针9圈，然后顺时针9圈，最后逆时针9圈。

逆时针的移动总是要比顺时针移动的手法要轻要快。在您做逆时针的动作时，设想您在把一股郁滞的能量像是松螺丝一样把它向外向上拧出来。相反，在顺时针时，要设想您在慢慢地把能量导向里面。

听起来可能很复杂，但是实际上非常容易记住。想象一下我们在松螺丝钉，需要像逆时针转动才可以取出。或者，如果想要紧螺丝，需要顺时针转动。如果大便是正常的，我们"通常"认为螺丝钉要顺时针旋转。

观察：如果孩子变得非常放松，并且开始在胸腔内部发出哼哼声的话，那么腹部的能量源正在填充。这时候揉擦速度要慢下来，再多做几次顺时针方向的揉擦。如果孩子的膝盖慢慢地抬起来，这也是在显示腹部能量在填充。继续顺时针揉擦，直到孩子放松下来。

如果膝盖抬起来而且非常紧固的话，那么说明有能量郁滞存在，孩子无法将之排出到腿部。这时候，先停止肚子的按摩，马上从大腿的正上面向下进行快速地轻拍，直到腿部开始放松。之后再继续肚子的按摩。也可以继续做顺逆时针的揉擦，直到孩子的双腿放松下来。如果在您进行腹部的动作时，孩子的手放到您的手上，这意味着他们的下腹部的能量开始填充，这时您就要慢下来继续多做额外的动作。

倾听：一个低沉的哼哼声。这说明下腹部的能量开始填充和增强。继续您的动作，直到哼哼声停下来。

能量运行和血液循环：此组动作可以帮助肠道的清除便秘，或者是停止泄泻和加强营养吸收的能力。在下腹部深部就是下丹田，是身体活力的中心。一旦肠道功能恢复正常，那么这个中心就可以开始填充。您也可以通过辅助手法进行帮助填充（请见本书的第55页。）

一段时间后：当孩子的大便情况发生改变时，您将需要转换动作方向。

进展的迹象：您孩子的肠道功能恢复正常。便秘或是泄泻不再发生，孩子的食欲也会加强。他们开始吃得更多，并且会尝试一些新的食物，身体健康也会加强。

我们通过快速地逆时针揉擦来对肠道做清除（好像在取出螺丝钉或是拧开瓶塞），我们通过慢速的顺时针揉压来填充能量（好像在紧螺丝钉）

动作九（至少进行三次本组动作）：
有助于清除腹部中的毒素
增强孩子双腿的力量。

孩子的姿势：面朝上，仰卧。

打开自闭心门的手

目的：清除腿部的郁滞，然后再进行补益，并确保腹部与腿部的能量连接是畅通和牢固的。

动作：双手从孩子的两条大腿的正面向胫骨轻拍下去，一直拍到脚面。

观察：如果孩子在此组动作中将双膝抬起，这意味着他们的身体正在试图排除一些东西。然后您要继续轻而快速地从大腿处向小腿拍打，直到孩子的双膝放松下来。

如果他们的腿怕痒或是非常敏感的话，这说明血液循环不够。这时就要采用慢慢地按压了，而不是快速地轻拍。

倾听：咯咯笑或是"啊哦"，这说明孩子的腿部是气虚不足的，您需要转换到慢速地按压手法。

能量运行和血液循环：血液运行首先要到达皮肤，然后再开始流入双腿。如果孩子的腿部很虚弱无力的话，那么这组动作将会让他们的腿部强壮起来。

一段时间后：您的孩子会变得非常放松，也会非常享受这些轻拍手法。

进展的迹象：在给孩子进行一段时间的推拿治疗后，他们可能会排出一些或很多深绿色，并且很臭的黏黏的大便，这是一个非常好的现象，因为孩子的肝脏在排泄沉积的胆汁和毒素。如果孩子是便秘的话，那么他们的排便将会变得更加正常。而且腿部的力量也会加强。

在将要做第十组动作时，您和孩子双方都应该感到非常放松，并且前三组的动作几乎是在无声中完成的。

动作十（做九次左右）：

平静

有助于孩子的睡眠。

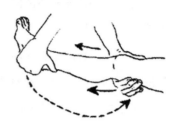

孩子的姿势：面朝上，仰卧。

目的：把气要引导到小腿和脚踝处，这可以让孩子平静和放松下来。

动作：从孩子的膝盖后面开始，慢慢均匀地向下轻抚孩子的小腿肚子，一直到脚踝，先做一条腿，然后再做另一条。您的一只手应先放在膝盖后，而另一只手托住脚踝，先是放在膝盖后的手慢慢向下滑动到脚踝，这时再换到另一只手放到膝盖后，就这样交替进行。直到孩子的腿松弛和放松下来为止。

观察：如果在您做此组动作时，孩子变得怕痒或是咯咯笑，这说明此部位的气血虚弱或不足。这时您要将速度慢下来，然后做按压手法，或是轻柔地握压孩子的小腿肚子。

倾听：到了这个时候，孩子应该会很安静。

一段时间后：如果您在孩子临睡前做推拿治疗的话，那么孩子通常会在您做完这组动作后就会睡着了。

进展的迹象：孩子睡觉会变得非常容易。

动作十一（每个脚趾做三次以上）：

使腿部和腹部循环通畅

补益脚趾的气血

孩子的姿势：面朝上，仰卧。

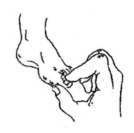

打开自闭心门的手

目的：补益脚趾中的能量，从而可以让孩子准备接受对脚趾的按摩，按压或是必要时"骑自行车"。

动作：本组动作就如同您刚完成的第六组动作一样，也是利用您的食指和大拇指轻柔地对孩子的每个脚趾的两侧进行摩擦，从趾根向趾甲处移动。对于小脚趾的按摩可能会有些困难，所以如果您无法从其根部开始，那么您就尽量地沿着小脚趾的两侧进行摩擦，不过一定要记住方向是从根部到指甲外。如果您孩子的脚趾非常敏感的话，那么您可以轻柔地按压每个脚趾的上下两面。

动作十一的"骑车"应对技巧：当孩子甚至对按压手法也感到不适，将脚缩回去的话，这时候您就要"跟随"孩子的移动，您可以顺应和引导孩子的双腿来回移动，就像他们在踩脚踏车一样。这个动作就是在利用位于腿部的大块肌肉的运动将血液引导到脚趾。每一次脚向下蹬，您都在把血液按压到脚趾。在做每一组的骑自行车循环动作的同时，您也要按压住一个脚趾。在做另一组时，就换到另一脚趾进行按压。持续下去直到按压完所有脚趾。

观察：如果某个脚指头相对非常敏感的话，那么就要轻微地按压住，而不是进行摩擦手法，当然需要时间久一些。

倾听："啊哦"或是咯咯笑，这些说明孩子脚趾的血液循环不好。如果您有听到孩子发出这些声音，请要立即转换到按压手法。不要在他们的脚趾两边摩擦，只是按压。

能量运行和血液循环：起初时，脚趾的血液循环几乎就是存在不足的。所以，利用的骑自行车的手法技巧是极为常见的。如同上面所讲过，这个动作正是运用腿部的肌肉把血液引导到脚趾，从而来帮助血液的补益。每个脚趾都有联系身体的不同部位。大脚趾和第二、第三脚趾与消化系统相关，第四脚趾与肝胆相关，小脚趾与肾脏和膀胱相关。

一段时间后：如果您一开始使用的是骑车技巧的话，那么在不久之后，您就可以尝试小腿的按压动作，甚至在过一段时期后，在您尝试做摩擦孩子的脚趾时，他们就不会再把腿缩回去了。脚趾也将会逐渐地不再那么敏感，您的孩子会开始享受这组推拿动作。

进展的迹象：您可以容易地帮助孩子剪脚指甲了，他们的运动技能也将会有进步，整体的健康状况也会改善。

动作十二（一组做九次推按。可以重复多组）：

将能量送到大脑。

补益身体内部的三个丹田部位，以助于提高孩子的体能活力、社交和学习能力。

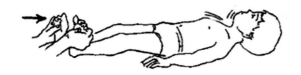

孩子的姿势：面朝上，仰卧。

目的：给为孩子进行此组推拿动作的目的是要让他们能够进入一个放松的状态中。随着每一次的推动，气血和能量都会从脚底送到头部，从而来滋养他们的腹部、胸部和头部。

动作：先要确保孩子的头部和身体保持一条直线。有时候，您需要另一伴来轻轻地握持住他们的头，保持在一个自然的位置，从而可以防止他们的头部转来转去。您的大拇指和食指按照下面的图示握住孩子的脚部。如果他们的双脚在一开始时非常敏感的话，您

打开自闭心门的手

这时就需要用整个手掌来握住他们的脚底，您的手指顺势弯曲到脚趾上面。最终您是希望可以用手指来完成这组动作的，不过可能需要一段时间。

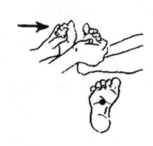

您自己要将自己的一只脚放到另一只的前面，保持腰部竖直。然后以非常缓和的节奏慢慢地向上推按孩子的双脚九次。这种缓慢地推按，可以帮助您数清次数。您要集中注意力在把好的能量传送到孩子的身体系统内来补益他们大脑中的虚弱的部分。在您完成第一组的九次动作，可以问问他们是否还想再来一组，您可以根据孩子的需求来重复本组动作。

观察：如果您做的动作正确的话，那么您将看到孩子的下巴尖有轻微的移动。当您看到孩子的面部有微小的颤动发生时，您需要继续重复本组动作，直到这些颤动停止或者是孩子要求停下来。假如在孩子发生这种情况时，对孩子进行大脑扫描，您可以感到他们的大脑正在忙于建立各种连接。

倾听：安静。一旦孩子的脚步的气血和能量补益好，这时将会是整套推拿动作中最安静的时刻。

能量运行和血液循环：您之前引导向下到脚部的能量将会转化为富有营养的能量，然后您又将这些能量送回到孩子整个体内，以便来补益虚弱的部位和滋养他们的大脑。

一段时间后：孩子的脚部通常是气血和能量通过循环补益的最后部位。这个过程可能会花上几个月，才能让他们的脚趾不再像以往那么敏感了。

进展的迹象：您将看到孩子在学习和成长方面的改善和进步。

重要的最后一步——休息

让他们的身体调整融入

在整套推拿动作结束后，非常重要的一步就是要让孩子尽可能的安静地躺着，一直到他们想起来时为止。在给孩子进行推拿治疗过程中，他们的能量运行会产生许多细微的变化，偶尔也会发生一些大的变化。孩子们需要时间来适应和调整您为他们所创造身体和情感上的这些疏通。在孩子适应了这些后，他们就会自己入睡和起床了。您所做的就是要遵循他们的引导。在推拿治疗结束后，孩子可能会先给您一个拥抱后，再起身去做其他事情了。除此之外，他们的睡眠会变得很好。这些调整会持续下去。

如果孩子在推拿治疗后变得异常活跃，这意味着他们的能量流还没有完全从头部流通下来。虽然您通过推拿会让能量向下有所运行，但是由于头部、耳部或是颈部存在郁滞，这些能量的运行又恢复到治疗前的状态。不过这是一个非常重要的信息，因为这个表现可以提醒我们在您给孩子进行下一次的治疗时，您需要在前四组动作花上更多的时间，直到他们的能量有向下运行，同时，您可能需要在一天中的更早些时候来给孩子进行推拿治疗。

辅助手法

当家长在给孩子进行第八组到第十一组动作治疗时，另一位家长可以来做辅助手法。

打开自闭心门的手

　　如果家长双方都可以参与到推拿治疗中来的话，那么对孩子来说是非常有益和愉悦的。随着时间的推移，对于这些提供推拿的家长来说，治疗过程变为一段愉悦并和孩子建立联系的亲密时光。一旦当孩子在接受推拿治疗过程中学会了放松，那么对于他们身体来说，这将会是一个非常好的机会来提高治疗效果。

　　我们之前已经探讨了一些关于位于头部、胸部和腹部的三个丹田的内容。自闭症所造成的其中一个问题就是会导致这些能量源变得空虚或是功能不佳。中医来说，就是指气血虚弱，这也是致病的其中一个原因。在您孩子身上所表现出来的虚弱就是他们在认识上的、情感上和生理上的发育迟缓。正是由于家长的能量可以从自己的手掌中流向孩子的丹田处，一旦这些地方被疏通并且开始接受您的推拿治疗的时候，那么治疗效果也会随着来自您手中的能量逐渐产生。当孩子的身体和面部变得平静而放松时，您就会明白他们已经准备好接受治疗了。之前产生阻碍的郁滞通过补益手法疏通了，孩子也可以吸收您为他们所提供的能量。您要了解这些内容，这会帮助孩子补益到好的并且具有治疗作用的能量，从而他们会学习和成长得更好。

**　　在一位家长进行动作八到十一的治疗时，另一位家长提供辅助手法。您们可以相互交换进行。**

　　在头部，您可以把一只手轻柔地放在孩子的额头；在胸部，把手放在孩子的心脏位置；在腹部，可以把手放在刚好位于肚脐下方的丹田处。

　　通常来说，孩子更喜欢在自己胸部和腹部接受父亲的能量，因为男性更倾向于提供更多能量的作用。而在他们的头部和胸部，孩子更喜欢接受来自母亲的能量。记住我们永远是根据孩子本身的喜好来进行的。他们会凭直觉来知道自己需要什么。

　　辅助手法非常容易。您只是需要简单地把手轻柔地放在上面提到的这些地方，然后放松，来感受孩子与您之间的这种关联。这个辅助手法不会额外的延长推拿时间，并且孩子在他们觉得已经足够时，会让您知道的。大多数的家长都会报告说在交换进行辅助手法后，家长双方和孩子都会觉得能量得到补充。

一些珍贵的提示

一直要从上向下做推拿动作。

　　绝对不可以向上进行推拿动作。您一定要向手部和脚步的方向来引导能量。如果方向错了，可能会造成孩子头痛，也不会对自闭症产生任何帮助。

至少每天进行一次整套推拿动作。

　　请不要在治疗过程中挑选某些动作。您需要按照正确的顺序完成整套动作。自闭症会影响到孩子身体的许多层面和系统，他们需要全身的帮助，而不是仅仅在肚子。另外，每组动作的成功都取决于其前后承启的动作。

不适的部位意味着您的孩子需要在此处需要额外的帮助。

　　在孩子表现出不适时，我们会本能地停下所做的。实际上，这些不适的地方正是显示出您在这些部位发现了一些问题，而且推拿

打开自闭心门的手

治疗会提供帮助。不过您需要根据下面一章节的内容，来找到正确的手法来调节这些不适部位。您可能需要重复的更加快速而温柔地轻拍，或者更慢地进行按压。您孩子的反应将会判定您是否处理的正确。

您没有限定于每组动作只做三次。

如果您感觉孩子对于某组动作需要和接受更多注重的话，那么您可以重复额外的动作治疗，直到您疏通这些部位。

困扰的情绪可能会在治疗过程中被表达。您需要继续您正在做的。

如果孩子在治疗过程中，产生非常强烈的情绪反应，您不要感到意外。这些通常会在开始治疗的前几个月中发生，并且这些都是一些典型的悲伤情绪。请不要停下您所做的！孩子的反应意味着那些曾经束缚这些情绪的部位开始被疏通，而且还是被治疗。这是一个非常好的标志。您先要预料到这些，所以在发生此情况时，您已经做好了准备。您的直觉会让您停下来安抚孩子。对您来说，不去理睬孩子强烈的情绪反应是一件非常困难的事情，但是在这种情况下，您就是需要继续进行推拿动作，重复您正在进行的那组动作，一直到他们的情绪完全释放掉为止。您需要尝试尽可能地处于一种就事论事和冷静的状态。在这些发生时，无论您提供什么样的一种方式，只要可以让孩子的情绪得到完全的释放的话，就持续下去您所做的，之后他们就会恢复平静下来。在这种情况发生之后，您极有可能会看到孩子在行为举止上有一个非常明显的改变。例如，孩子以前非常容易紧张，那么他们可能会明显变得缓和。

留意孩子的哼哼声，这是一个非常好的标志。

如果在治疗过程中，孩子开始发出哼哼声，那么您就在此处持续轻拍下去，直到他们停止，或者您觉得可以了。这是一个非常好的标志，因为他们参与到了治疗中来。有时会在清除手法中参与进来，也有时会在补益手法中参与进来。

一直要留意孩子的双手。

这可以帮助您知道孩子的哪些部位有郁滞或是虚弱。如果他们的手把您的手拉开的话，那么您可能处在他们的发生郁滞的身体部位，或者他们会告诉您要变化手法。如果孩子的手放到您在进行治疗的手上的话，那么这个部位就可能存在虚弱。

Chapter 5

第五章 十二组手法和孩子的肢体语言

当您熟练掌握了这十二组动作时，您就会更好地留意到孩子对每组动作的反应。在您能够了解如何识别孩子通过哼哼声，或是把手放到您手上，或是把您手拉开等这些动作来表明他们参与到了治疗过程中时，您已经对肢体语言有了基本的知识了。在本章节，我们将再次复习一下这十二组动作，并会详细描述我们这些年来临床上所观察和看到的以及如何用能量词汇来解释这些情况。这些内容会有助于您来了解是否孩子的某些部位存在郁滞或是虚弱，以及如何来调整您的手法从而更有效地来帮助您的孩子。

请您要记住孩子在接受推拿治疗过程中所产生的反应不是普通意义上的行为活动。这些行为不是坏的，或是消极的，更不是他们自身本带有的一种有意识选择。孩子们会在您引导他们的能量运行时做出身体上的反应。基本上来说，在做推拿治疗时，能量的运行大概会有三种方式：

1. 一阵能量会沿着您在进行推拿动作的经络中向下运行。

2. 您在引导能量沿着经络向下运行，但是会在郁滞处受到阻碍。

3. 您在引导能量流到虚弱的部位，并且开始逐渐补益充满。

在进行开窍推拿动作治疗时，能量会畅通地在经络中流通，孩子的身体会移动（不同的经络会导致不同的身体动作和移动），所有这些胳膊向身体两侧交替地移动，上下不断摇摆胳膊，以及腿部的向下动作。之后，当能量可以畅通地运行，不存在阻碍时，孩子们的身体会变得平静下来。当能量运行遇到郁滞时，他们的动作会变得无序又剧烈。当能量开始补益虚弱的身体部位时，他们的身体会变得安静下来并会更加接受。

第一步就是要注意到这三种不同的身体反应，并认识到这些反应不是随机发生的。接下来就要学会用能量该如何解释这些反应，以及该如何正确地调整手法，或应该还是接续下去直到孩子反应结束。一旦在您开始根据能量在身体内如何运行来去思考时候（能量是从头到脚向下向外运行），那么您就会开始理解孩子的这些反应意味着什么，并且在这些反应发生时，该如何调整动作手法。这就是开窍推拿的本意——作用于气——能量，从而可以协助气的运行。

例如，在孩子开始有所反应时，我们不会停止推拿动作。相反，我们会继续做，然后再试图弄清他们的能量发生了什么变化。我们进行的开窍推拿动作引起了孩子的身体反应，并且这些反应给我们提供了很有用的信息，以便我们知道孩子此刻需要什么帮助。您可能已经打开了一处郁滞，或是补益了一处虚弱部位，或是可能成功引导能量在经络中向下运行了。

如果您发现了一处郁滞，那么您就利用此刻的机会去清除它。如果能量正在经络中向下运行着，那么您就需要继续推拿动作直到孩子的身体反应平静下来之后，再开始下一组动作。我们希望经络运行顺畅和正确，这会有助于孩子能够健康地成长发育到成人。

按照这种方式去思考的话，将会让您的推拿治疗变得更加有效，而且孩子也会进步得更快。在讨论单组推拿动作之前，让我们先回顾一下家长们会遇到的一些常见问题。

在我开始给孩子进行推拿治疗过程中，他开始发出哼哼声，这

意味着什么?

在给孩子做背部或是胸部的轻拍动作时,是十分常见的。这意味着郁滞正在被清除,与此同时,此处的能量运行和血液循环正在被激发。哼哼声也标志着孩子此时很愉悦并且身体正在缓解,这是孩子参与到治疗中来的一个表现。例如,如何在您轻拍孩子位于后背的肺脏部位时,他们发出哼哼声,那么您应该在此处以同样的节奏持续地轻拍下去,直到哼哼声停止。然后您再继续完成剩下的动作。在接下来的动作中,要确保回到刚才进行持续轻拍的部位,看看孩子是否还会发出哼哼声。

在我给孩子的某个部位进行推拿治疗时,他们把手放到我的手背上,这意味着什么?

这意味着孩子正在对这个部位进行补益动作,而且他们会希望您的手法慢下来,保持在这个部位,一直到充满。

在我给孩子的某个部位进行推拿治疗时,他们用手把我的手拉开,这意味着什么?

这意味着您在此处的手法不正确。如果您是进行快速地轻拍,那么尝试补益手法。如果他们还是抗拒,那么再试试几次更加快速而且轻柔的手法。

如果孩子突然把我的手拉到他们的前额部位,这意味着什么?

在起初的几个月内,这个并不常见,但是这是非常好的反应,这意味着位于脑部的能量源开始进行补益。现在他们的大脑开始疏通,并接受更多的能量流动和血液循环,通常在几天之内,您就会看到孩子学会一项新的技能或是变得有幽默感。

当孩子行为突然变得有点滑稽，而且开始开一些小玩笑时，这意味着什么？

幽默是一种认知技能——这是对一种情况的两种认识，这也是他们大脑发育的一个非常好的标志。

具体每组动作常见的相关问题

动作一、二、三

在进行推拿治疗时，孩子把他的头低下来，或是仰起来，这意味着什么？

这意味着您已经成功地引导他们的能量从头部沿着后背运行到脚部。请继续这组动作，一直到他们放松下来或是头不再仰起来。再试试看您能否可以让他们俯卧下来。

如果孩子不躺下来接受推拿治疗，该怎么办？

这意味着在头部的某个部位能量存在郁滞，您需要继续进行下去直到能量向下运行。最常见的郁滞部位是头顶，耳部，和颈部的两侧和后侧。在一开始，您可能会要让他们坐着或是站着进行推拿动作，一直到能量向下运行。当能量能够顺畅地向下运行时，他们就会躺下来接受推拿治疗了。

如果我的孩子在推拿治疗后变得亢奋，这意味着什么？

这意味着您还没有引导能量从他们的头部向下运行。虽然您做了推拿动作，但是能量在头部、耳部或是颈部遇到郁滞，并且能量反向又向上运行了。通过注意孩子对某处的敏感，找到郁滞部位，之后在此做额外多次的快速轻拍手法，以便疏通郁滞。

如果孩子一开始是躺着接受推拿治疗的，但是在动作一、二或是三结束后，突然站起来，我该怎么办？

这意味着在您刚才引导他们的能量朝着脚下运行的过程中遇到了郁滞，然后反而向上运行。您要留意引起这个反应的身体部位——这就是郁滞所在。通常的会在耳部和颈部。请查询第 62 页关于看如何开通耳部和颈部的郁滞的描述，以便获得更多帮助。

如果在孩子面朝下躺着接受推拿治疗时，他抬起小腿并且脚踝向上翻，我该怎么办？

这意味着没有足够的能量和血液从背后向下运行到脚踝来使其放下。您应该从膝盖向下到脚踝做一些额外的捋滑动作，这样可以帮助能量运行到脚踝。

在我进行动作一和二时，孩子扬起眉毛，眨眼睛或是揉眼睛，这又意味着什么呢？

这意味着经络正在被激发着，您成功地将能量从孩子的前额和脑袋向下运行了。这是成功的标志！请继续做本组动作，直到孩子停止这些动作。

在我进行动作一、二或三的时候，孩子怕痒，会咯咯笑，扭动身体。

打开自闭心门的手

这又意味着什么？

这意味着这里的经络的气血是不足的，您应该马上换成按压手法，慢慢地来补益填充这里，直到孩子不再怕痒为止。通常来说，这种情况不会超过很多天，但是也可能会持续很久。

如果在做动作三的时候，孩子不让我触碰他的耳朵该怎么办？

这意味着耳朵部位不是存在郁滞，就是气血不足。试着在耳部慢慢地按压。如果这里存在气血不足的话，孩子就会让你这样做，之后能量就开始补益耳部。然后再继续向身体的两侧往下平拍。如果孩子不让你按压他们的耳朵，这说明这里存在郁滞，您就需要疏通这里了。最直接的疏通耳朵郁滞的方法就是接下来的动作，动作四。

在我做动作三的时候，孩子交替地移动他的左右胳膊和左右腿。这又意味着什么？

这意味着经络正在身体两侧向下疏通运行着，您成功地引导能量向下运行。请继续做本组动作，直到孩子的这些交替动作停止。

动作四

动作四可以疏通耳部。记住这里的能量是从耳部向下运行到胳膊，最后在手背出去。

我该如何知道孩子的耳部存在郁滞还是气血不足？

无论是存在郁滞还是气血不足，您的孩子都不会让您轻拍他们的耳朵。试着对他们的耳部进行轻轻地按压。如果他们喜欢这个手法，说明他们的耳部存在气血不足，您应该慢慢地继续进行轻柔的按压手法，一直到颈部的两侧和手背，并重复多次按压手法，直到这个部位完全放松下来和能量已经被填充满。如果孩子不喜欢按压，说明耳部存在郁滞。

如果孩子既不让我对他的一只耳朵进行轻拍又不能按压，这又意味着什么？

这说明这只耳朵的能量流动存在郁滞，这只耳朵并没有完好地发挥作用。最常见的是右耳朵存在郁滞，有时也会两只耳朵。有时一天是好的，然后另一天又不好了。如果您的孩子存在这种情况（并且他们耳部没有存在感染），这意味着您已经将耳部表面的一层郁滞清除掉了，现在您需要对更深部的郁滞进行疏通。

这些郁滞是从哪里来的？

这些可能是以前耳部感染后的残留，或是接触过一些有毒物质，或是耳部的一些外伤。您的孩子也可能出生就存在耳部的虚弱，然后很容易发生耳部感染和问题。对于这种情况，您既需要对耳部进行清除手法，又要补益手法。

疏通耳部的最好方法是什么？

对耳部疏通的最好方法就是，让一位家长用手指端对孩子耳朵后部进行快速地轻拍，同时另一位家长快速的轻拍孩子同侧的肩膀，直到肩部完全放松下来。这样可以使能量从耳部向下运行到胳膊。在轻拍肩膀的时候，您也可以沿着胳膊向下做几次轻拍。当肩膀放松下来时，这意味着能量开始从耳部向下运行了，然后现在您就可以完成整组动作四，向下到手背。

打开自闭心门的手

我孩子的耳朵可能在同一天既会存在郁滞又有气血虚弱吗？

是的。有时在您对孩子耳部进行补益手法时，孩子突然感觉到痛。这意味着能量向内渗透后又遇到另一侧郁滞。您应该马上转换快速地轻拍手法来清除这些郁滞。在重复几次后，在孩子的肩膀又开始放松后，您可以再试试按压补益手法。有时候，孩子的多处能量层可以在一次治疗中进行清除和补益两种手法。通常，在郁滞处的下面会存在一层气血能量不足，因为这里没有能量运行到一段时间了。

动作五

动作五可以改善孩子的社交互动能力。请记得在进行本组动作时，要和孩子进行目光的接触，微笑并和他们讲话。能量会运行到他们的胸部，然后再向上到面部。有时也会向下运行到腿部。

如果在进行动作五时，孩子会看我，还会给我微笑，这意味着什么呢？

这意味着您已经取得了成功！这组动作是在协调大脑对社交互动的基本反射作用——转动头部和面向他人的能力，进行目光接触的能力，用耳朵倾听他人声音的能力。

在进行动作五时，如果孩子不朝我看的话，又该怎么做呢？

请继续做！在开始进行开窍推拿的第一周，孩子不会总是朝您看。您可以在说"上、上、上"时，更大声些，以便可以吸引他们的注意力。

在进行动作五时，如果孩子的嘴唇和舌头在移动，这意味着什么？

这是一个非常好的取得进展的标志。这意味着能量已经运行沿着胸部向上运行到大脑，并且正在激活大脑的语言区。您应该继续重复本组动作，直到孩子的嘴唇和舌头停止移动。这个可以持续长达五分钟。

在进行动作五时，如果孩子开始踢动他们的双腿，这又意味着什么？

这意味着能量正在从他们的胸部向下运行到双腿，他们正在协调他们的胳膊和双腿。您的动作应该慢下来，继续本组动作，直到他们的双腿停止踢动。

在进行动作五时，如果孩子开始揉眼睛，打哈欠，我该怎么办？

这意味着您正在激发孩子位于孩子胸部的自我安抚能力，这是一个非常好的进展标志。请继续慢慢地额外多做几次本组动作。

对于动作五，常见的一些错误手法是什么？

以下是一些常见的错误手法：

1. 您用自己的手指握住孩子的手，而不是用整个手掌握紧，这样会使孩子的手感到不稳定。

2. 向外拉伸孩子的手臂不够完全充分，这样会阻碍能量震波向胸部的运行和激发。

3. 孩子的胳膊应该向身体的外侧伸展出来，这样能够让能量震波运行到胸部。如果您将胳膊向身体前方伸展的话，那么胸部就不能被激发。

4. 如果向外拉伸胳膊的力不充分的话，那么孩子的手腕会被弯，从而会阻碍向胸部流动的能量。在本组动作中，孩子的手腕应该与胳膊保持一条直线。

动作六

动作六可以激发嘴唇和舌头来让孩子讲话。

如果孩子的手指怕痒或是疼痛，我该怎么做？

这意味着到达手指的经络的气血能量存在不足，您应该马上转换为按压手法。如果另一位家长能够轻轻地把掌心放在孩子胸部的中央的话，这将会给孩子提供很大的帮助。从胸部开始进行能量的补益，一直到手指。

如果孩子可以听懂和理解您所说的，但是还没有开口说话，您可以在一天内重复多次动作六，从而来帮助他们开始开口讲话。

即使我做了按压手法，但是孩子的手指还是感到不适，又该怎么办？

您可以通过轻柔地揉捏腋窝前部，直到这里放松下来，从而疏通引导向胳膊的能量运行。然后在您按压孩子手指之前，先沿着胳膊向下到手部，进行几次按压手法。

在我给孩子进行本组动作时，孩子的嘴唇和舌头在动，这意味

着什么？

　　这意味着您已经成功地激发了到脑部负责语言区的能量运行！请持续本组动作，直到嘴唇和舌头停止移动。

　　在我给孩子手指进行推拿时，孩子的双脚开始乱踢，我该怎么办？

　　这意味着从手指端到脚趾端的经络正在被激发并且开始一起协调运行。请继续按摩手指，直到腿部的运动停止。

　　在我给孩子手指进行推拿时，孩子开始发困想睡觉，这又意味着什么呢？

　　这意味着此时能量向位于胸部的心脏周围的更深处运行着，这激发了孩子的自我安抚能力。这是个好事情！请继续按摩手指一段时间。

　　动作七

　　动作七可以激发孩子的自我安抚能力。

　　在我进行本组动作时，孩子开始打哈欠和揉眼睛，这意味着什么？

　　这意味着您已经成功地激发了孩子自我安抚的能力。这对于孩子能够平静下来入睡和有能力应对日常生活中的各种过渡和改变来说，是非常重要的。请再继续多做几组动作七。

　　在做本组动作时，孩子开始打嗝或是咳嗽，这又意味着什么呢？

打开自闭心门的手

这通常意味着在孩子腹部的隔膜下面存在郁滞，动作五在推动能量抵抗这个郁滞。您应该停止动作七，然后做动作八，以逆时针方向来疏通这个郁滞。在位于腹部的郁滞被疏通掉后，动作七应该就不会引起咳嗽或是打嗝了。如果孩子存在长期的慢性便秘的话，那么腹部可能会需要数周时间来疏通。

孩子胸胁处的某个部位比其余部位好像更加僵硬，这意味着什么呢？

通常这意味着在此部位下面的能量存在郁滞问题。有可能是在肺，在哮喘病例中很常见。如果在右下胸胁处出现僵硬，那么可能在肝脏中存在一些郁滞，如果在左下胸胁处出现僵硬，那么可能在脾胃中存在一些郁滞。您可以通过动作二对背部的轻拍来清除肺中的郁滞，您也可以通过动作八的逆时针手法来清除腹部中脏腑的郁滞。

动作八

本动作可以清除和增强位于腹部中的脏腑。请记住腹部是沿着腿部向下到地面方向进行清除的。动作八和动作九是相关联的。并且顺时针手法是补益填充，而逆时针手法是清除。

孩子不能趴着躺下，这意味着什么呢？

这通常意味着在孩子的腹部存在郁滞，您可以通过逆时针手法来清除这些郁滞。

在孩子腹部做逆时针手法时，孩子开始扭动身体，会有反应，

并且将腿缩起来，这又意味着什么呢？

这通常意味着您已经触及腹中的郁滞部位，而且这些郁滞无法沿着腿部向下进行清除。您此时应该停下动作八，而是进行动作九，快速地沿着腿部向下轻拍数次，直到孩子腿部放松下来。然后再回到腹部继续进行逆时针手法。如果孩子又将双腿缩回来，那么您再重复几次动作九。当某天在您完成三组动作九的逆时针手法并且孩子不再会发生此类反应时，您就知道孩子腹部中的郁滞在当天已经清除了。但是这并不意味着明天也是顺畅的，因为在腹部存在很多层次。

在给孩子腹部进行推拿手法时，孩子开始踢动双腿，这又意味着什么？

这意味着从腹部到腿部的能量通道被疏通，郁滞也在从腹部向下到腿部被清除。孩子通过踢动双腿来帮助清除掉郁滞。

在我给孩子腹部进行顺时针手法时，孩子将腿轻轻抬起，这意味着什么呢？

在您进行顺时针手法向内传送能量时，孩子会通过将腿慢慢地抬起来，从而汇集腹中的能量。这意味着他们在帮助您一起完成动作八中的补益手法，而且您已经成功地将能量向孩子腹部中进行填充。

我该如何将动作八变得更加有效？

在您进行顺时针手法动作时，您要集中精力，让能量旋涡向内流动，并且手法要慢下来。在您进行逆时针手法动作时，您要集中精力，让能量旋涡从腹部向外流动，并且您的手法要快些。

在给孩子腹部进行推拿手法时，孩子将我的手推开，这又意味着什么呢？

这意味着您触及了郁滞部位，这时您应该转换为逆时针手法来清除这些郁滞。如果您已经正进行着逆时针手法，那么加快手法速度，并且进行动作九将能量向下运行到腿部。

在给孩子腹部进行推拿手法时，他们把手放在了我的手上，这意味着什么呢？

这意味着孩子的腹部正在补益填充，他们在帮助您。无论是在进行顺时针还是逆时针手法时，只要孩子把手放到您手上，您就要将动作速度慢下来。

在给孩子腹部进行推拿手法时，孩子发出低沉的声音，这又意味着什么呢？

这意味着腹部中的丹田正在被激发填充着。请继续慢慢地进行本组动作，并且您的目的要很明确，就是要补益填充，直到他们声音停止。腹部的能量中心对于孩子的身体健康和活力是非常重要的，这也标志着孩子的身体健康和活力会在近期变得更好。

动作九

本组动作可以将腹部的能量向下运行到地面。这是一条让孩子清除体内毒素非常重要的通道。

在进行本组动作时，孩子怕痒和咯咯笑，我该怎么办？

这意味着腿部前面的经络气血不足，您应该立即转换按压手法，动作要慢，从而来帮助腿部能量的填充补益。

如果这里非常虚弱，您可以在一天内慢慢地沿着腿部向下进行多次按压，以便来帮助孩子改善腿部的不足。在您进行腿部按压动作时，也可以让另一位家长轻柔地将手放在孩子的下腹部来帮助孩子腿部能量的补益。

动作十

本组动作可以让身体前后及两侧的能量向下运行到地面。

在进行本组动作时，孩子怕痒或是咯咯笑，我该怎么办？

这意味着经络的气血不足。通常是由于在孩子的头部或是颈部存在郁滞，导致下面的部位会能量不足。您应该立即转换为慢速的按压手法。

这组动作应该进行多少次？

直到感到您手中孩子的小腿肌肉松软及放松下来为止。

动作十一

本组动作可以疏通腿部的所有经络。脚趾的能量不足可以反映出位于下腹部的能量源的不足。

如果孩子不让脱掉他们的袜子和鞋子，那么我该怎么办？

这说明他们的脚趾的气血极其不足，可能要花上几个月来补益

打开自闭心门的手

填充这里。如果孩子拒绝脱掉他们的袜子和鞋子的话，那么您可以在前几周，让他们穿着鞋子来进行脚趾的按压。通常脚趾是身体能量完全补益填充的最后一个部位。

如果孩子的脚趾怕痒的话，我该怎么办？

您应该立即转换为按压手法来补益填充这里。您也可以在进行脚趾按压的同时，让另一位家长把手轻轻地放在孩子的下腹部，从而可以从上面向下进行更多的能量补益。

如果我对孩子的脚趾进行按压手法还是不够，并且他们还是将脚从我手中挣脱出去的话，那么我该怎么办？

做"骑单车"手法。顺应孩子的腿部动作并引导他们做骑单车的动作。骑车手法可以运用孩子腿部的肌肉将血液和能量运行到脚趾。每当孩子向下踩的动作时，您就按压一个脚趾。然后当他们再次把腿缩回去时，您换到另一个脚指头。

动作十二

本组动作可以将具有滋养作用的能量（又称阴能量）向上输送到身体内部，从而可以补益位于腹部、胸部和头部的三处丹田。

在进行动作十二时，孩子的头部歪向一侧，我该怎么办？

这会阻碍能量向上运行到头部，在进行本组动作时，您可以让另一位家长轻轻地将孩子的脑袋保持与身体竖直的姿势。

在您结束九次动作十二后，请不要忘记问问您的孩子，是否还需要进行几组本动作。如果他们需要的话，您可以多做几个九次。

如果孩子的双脚对本组的手法动作感到很不适的话，我该怎么办？

您可以试着用您的手掌推着孩子的足底来进行本组动作，并且您的手指可以完全握持孩子的脚趾。这个动作可以减少对孩子足底的压力。

为什么在动作十二结束后，要让孩子自己静静地躺着？

如果孩子静静地躺着，这说明他们的大脑正在整合您刚刚为他们进行的治疗。让他们躺着直到整合完为止。孩子们在准备好后，会自己起来或是直接入睡了。

CHapter 6

第六章　常见问题及解答

在您进一步阅读之前

最常见的错误是从头部后面开始进行动作一。如果你错过了正确的部位，那么很可能使整个按摩都会出现问题。对头顶部的轻拍可以开启大脑与外部世界的联系。对头部其他部位的轻拍则不是开窍推拿，而仅仅是拍打，就像不开门窗来让户外的空气流向房间内进行通风一样。

如果在您开始进行动作一时，手的位置正确的话，那么可能您孩子的头会确实感到不舒适从而不愿意被触碰。因为他的头部已经感受到了压力，而触碰只会增加压力感。如果发生这种情况的话，那么您可以使用辅助手法技巧来帮助释放压力，开启并引导能量向下运行到颈部。这个技巧在 DVD 中有展示——十指快而轻地敲打头骨与颈部的交汇处，持续一二分钟直到您开始感觉孩子此处的肌肉松弛。之后，您可以做从颈部开始再进行几组动作一和二。通常几天后，您的孩子能够忍受对头部的触碰，并且您可以从头顶开始进行动作一和二。

耳和颈——经常出现问题的部位

耳部几乎一直是自闭症儿童的问题部位。对于有多次耳部感染

打开自闭心门的手

病史或者语言延迟的孩子来说，在初始推拿治疗中经常会在耳部周围产生很大问题。这是因为提供给耳部能量的经络发生了郁滞——并不是耳道自身的问题。这些郁滞会让人感到不适，当运行着的能量遭遇到这些郁滞的时候，就会产生压力。考虑到头部其他的感官也会产生郁滞现象，那么在郁滞消失之前，头部与颈部的治疗工作是具有挑战性的。

然而我们通常的第一想法是会减少对此区域的注意力，继而进行下面的推拿治疗，其实这样做反而是没有效果的。请记住：孩子在某个部位产生反应，这就意味着您已经找到了他们所需要帮助的部位。例如头部，如果在前几组的推拿动作中，您没能让孩子的头顶疏通开，也没能让能量向下运行，那么您不能在接下来的推拿治疗中获得成功。您能够第一次就清除所有的这些郁滞吗？这不太可能。您必须每天尽可能多地做您自己觉得正确的治疗。对于一些孩子来说，即便是在专业人士的帮助下也要花费几周的时间。但是关键还要坚持。你对每一小块的郁滞进行清除都将有利于清除余下的郁滞。所以，即使您不能立刻见到效果，但是您要知道这是在为将来打基础，以便今后能够获得更好的效果。

来自家长的报告

第一个月：

第一周：太累人了。

第二周：我开始认为我尝试这个简直是疯了。

第三周：我所看到的改善是我在想象吗？

第四个月：

我的压力水平降低了。我有属于自己的几分钟了，属于我和其

102

他孩子的几分钟了，属于我和丈夫的几分钟了。

第五个月：

第一周的感觉像是很久以前。我绝不再回去！

治疗耳部的第一步是确保您的手要轻轻地窝成杯状而且手指要分开，因为展平的手掌会让耳朵产生不适。您也不想让手掌把空气带进耳中，所以要确保您的手指间要有小小的空隙，以便让空气可以在指间流动。如果您正面对着孩子，您的指尖会自然地落在位于耳后下方的穴位上，这些穴位可以疏通耳部。

耳部的不适是郁滞或者是不足的表征。在对耳部进行推拿治疗中，我们并不常遇到孩子因为耳部的虚弱不足而表现出怕痒的情况，所以关键是要找到问题所在之处。快速测试的方法就是先慢慢地按压耳部。如果您的孩子喜欢，那就意味着耳部存在气血不足。那么您就要在接下的动作中一直使用按压手法而不要对耳部及以下进行轻拍手法。当孩子放松的时候，您可以继续做剩余的动作。如果她不喜欢按压的话，那么说明耳部存在郁滞现象，这时就需要进行快速地轻拍。

如果孩子对轻拍和按压都有问题，并且孩子此时也没有耳部感染，那么这说明孩子的耳部存在郁滞，您需要帮助清除。

我们经常发现右耳的问题多于左耳。不管哪只耳朵存在问题都需要得到您更多地关注。根据孩子的反应来指导您该如何对他们的双耳进行治疗。您可能会发现在某天一只耳朵正常，转天又出现了郁滞。这实际上是一个好现象。这意味着您已经成功地疏通了耳部表面的经络，现在正在治疗更深一层的郁滞。继续使用同一种手法，要知道您正在取得进展。

因为耳部的郁滞是比较难清除的，所以如果其中一位家长轻拍

打开自闭心门的手

耳部，同时另一位家长快速轻拍肩部并顺势沿着胳膊向下轻拍数次的话，这对于动作四是很有帮助的——在本书附送的光盘中有所展示。当孩子肩部放松下来时，这表明在耳部的能量向下畅通运行了。然后您可以再试着完成整组动作，应该会变得更加容易。

有时在一组治疗内你能够对许多层次进行清除和补益。如果你在进行补益手法后，遇到了一处郁滞的话，那么要先清除瘀滞，再恢复进行补益手法！

有时候，由于耳部的气血能量不足，您在进行轻轻按压耳部手法的时候，孩子可能突然会有疼痛反应，这可能会让那些认为补益手法进行很好而且孩子很喜欢按压耳部的家长感到意外。实际上，您并没有做错什么，这仅仅意味着耳部的能量向内扩散，又遇到了另一处郁滞。这时候，您应该转换为轻拍手法直到郁滞清除，然后您可以再次进行补益手法。有时候您在一次推拿治疗过程就能够作用到某一处部位的多个层次。如果您发现了郁滞并把它清除，此时您正在疏通的这个部位，可能是长时间没有能量运行过的了。再试试补益手法看看会发生什么！如果孩子的反应表示出不再需要您继续补益了，那么您应该对自己所取得的成就高兴！然而如果您遇到了另一处郁滞，请坚持下去！清除它！补益它！您不久就会看到在孩子身上发生的积极正面的变化。

孩子对推拿治疗的抵抗

如果您感到孩子的抵抗加深加强了，而不是简简单单地言语抵抗和轻微的不适，也就是说抵抗问题变得更加严重了，那么有可能几件事情在发生。您需要分析抵抗背后的原因并做出适当的反应。下边是您需要考虑的事情：

战斗或逃跑

如果您有理由认为自己已经触发了孩子的"战斗或逃跑"反应——他大声尖叫或猛烈抵抗，那么就不要再进行推拿治疗了。您可以常规地进行动作一——至少每天几次——但是不要过多。当孩子注意力分散或者放松的时候，开始从颈部向下进行轻拍，并注意观察您能轻拍到哪里。最终您能够轻拍到离颈部更远的身体部位，但是要慢慢地一步一步来。如果在孩子坚决抵抗的情况下，您还在一味地坚持进行推拿治疗的话，这不仅不会有帮助，事实上，反而会让您感到挫折感。

逃避推拿治疗但没有烦躁焦虑表现

如果您的孩子看到推拿就逃跑，但是他并没有表现出焦虑不安，那么建议父母双方都要参与到推拿治疗中来。一位家长可以把孩子放在自己腿上，而另一位家长来给孩子做推拿治疗。当然如果在第一周时您需要在屋里追着孩子来完成推拿治疗也是可以的。

孩子拒绝躺下

当一个孩子拒绝腹部朝下躺着接受推拿治疗的时候，这意味着他们的腹部存在郁滞。您需要在进行整套十二组动作之前，先要进行动作八、九和十，从而让腹部的郁滞畅通。

孩子拒绝躺下的另一个原因是他们的头部仍有郁滞，能量不能向下运行。要是那样的话，您可以让孩子站着或坐着接受推拿治疗。
一旦孩子开始放松下来，您就可以引导他们趴下来。

学步儿童的抵抗

对于刚刚学步的儿童来说，他们的自我意愿刚刚显现而且是非
常强烈的。自闭症致使学步儿童的能量处于重压之下。对于他们来
说，向刚开始给予推拿治疗的父母大声抱怨是很平常的事情。我们
已经发现绝大多数的学步儿童在治疗的第一周会表现得大吵大闹，
但是这种吵闹多数时候是言语上的，而不是拳打脚踢的。只要他们
相对安静了（当我们谈及学步儿童静下来的时候，"相对"是一个
重要的词汇），这是他们自身意愿的表达，而不是他们"战斗或逃跑"
反应的显现。在这种情况下，一位家长轻轻地抱住孩子，另一位家
长来进行推拿治疗。支持他们！鼓励他们！容忍他们！最重要的是
坚持下去！一切都会变得容易！

烦躁焦虑与拒绝

下面一些方法会有帮助。这可能是您正在做的事情，或者是您
孩子此时的状态。下边有几个问题您需要问问自己：

1. 您的推拿做的正确吗？确保在有人检查您的治疗时再次浏览
附录一中的检测表。问问和您一起训练的人推拿治疗是否是令人放
松与享受的。仔细听。也许您轻拍的力度太大了或者轻拍时手是摊
平的。试着轻拍速度快些力度小些，或者如果还是没有起到帮助作
用的话，就换成按压手法。再次观看光盘，尤其注意每组动作的手
法力度。

2. 您是否在给孩子进行推拿治疗中自己有保持平静和放松？不

要忘记每天进行推拿治疗前的两项准备工作：身体与情绪的自我评估。如果您生病了、劳累了、厌烦了、紧张了或生气了，这都会传染给孩子，那么一个有疗效的治疗也就变得不可能了。

3. 您的孩子是否在害怕？对于家长和孩子来说这是一个很困难的情况。处于害怕状态的孩子需要更多的支持来获得安全感，而且也会花费更多的耐心才能让孩子在推拿治疗中放松下来和享受。坚持住！与此同时，您可以尝试如下建议：

（1）一位家长轻轻地抱着孩子，而另一位家长进行推拿治疗，以此孩子会得到更多的支持。双手环抱着孩子，并且让他们坐在家长的腿上，依偎在您的胸膛，这样会让孩子感到非常舒适。您将会了解可以让孩子有足够安全感来接受推拿的最好方法。

（2）当您在给孩子做推拿治疗的时候，让您的伴侣有节奏地轻按孩子的头顶。

在这两种情况下，在抱着孩子的家长的手背上也要进行推拿动作，以便不扰乱动作中的能量运行。

4. 您的孩子特别敏感吗？高度敏感可以是经络气血能量不足的一个表现，这需要一种不同的手法。试着进行全套的按压手法，而不是轻拍手法，直到孩子可以开始接受轻拍手法。您的最终目的是希望孩子的身体可以承受轻拍手法，但是您必须通过努力才能达到这一阶段。

5. 您的孩子完全不能够接受推拿疗法吗？如果您的孩子并不是在"战斗或逃跑"状态，您要尽可能快速地轻拍，然而孩子仍然不能接受推拿治疗的话，那么孩子的头部可能存在严重的郁滞。在您让孩子头部的郁滞疏通之前，完成全套推拿动作是存在困难的。请尝试下面的方法，一次采用一个方法：

对于存在瘀滞情况的孩子来说，应该采用更加快速的轻拍手法。

对于存在气血能量不足的孩子来说，应该采用速度更慢的按压手法。

（1）在头部与颈部连接处开始动作一，在回到头顶部之前，要试着努力清除此处及以下部位的郁滞。

（2）第一周，在头上方隔空做动作一的第一部分，不要触碰到孩子，然后由此向下重复该动作。（见光盘示范）

（3）第一周，推拿治疗仅限于前三组动作，每天做几次，手法要快要轻。

（4）试着在孩子看动画视频时进行推拿治疗。可以把整套动作分解成几组来进行。

（5）试着在孩子睡觉时进行推拿治疗，并忽略动作五，因为会吵醒孩子。

6.您对按摩抱有迟疑或是恐惧吗？开始进行任何一种影响孩子身心健康的新治疗项目都会让家长产生焦虑，尤其是当结果呈现在您手中的时候。诚然，并非所有家庭都能看到孩子的显著变化，所以您是在冒着一次不会成功的险。但是绝大多数家庭在孩子身上都能看见改善。您孩子的反应可能会给您带来惊喜，但是您无须害怕这些反应。慢慢来，不要在孩子处于"战斗或逃跑"状态时给他们进行推拿治疗。要在一个舒适的空间里给孩子进行推拿。每天一次，从上到下来完成这些推拿动作。如果您照做了，您就没什么可害怕的了，您肯定不会让孩子的自闭症状变得更糟糕。如果您不去尝试，您永远不会知道您是否会成为一名通过开窍推拿疗法来帮助自己孩子的家长。对于绝大多数家庭而言，甚至是定期有所改善也是值得让我们努力的。想象一下显著的改善意味着什么！

当出现情绪问题的时候

在进行推拿治疗过程中，如果看到孩子有情绪问题出现时，那么对于家长来说是很难再进行下去的。当孩子变得烦躁时，我们第一反应就是冲过去抱住和安慰他们。然而在按摩中有情绪浮现的话，那么请继续重复此时所引起孩子反应的推拿动作，这是十分重要的。动作慢下来，继续这组动作直到孩子的情绪停止。您要保持镇静，要跟孩子在一起。您可以通过声音安慰他们，告诉他们没事。

想想这个方法：您所看到的情绪并非关于今天，亦非关于推拿疗法，而是以往的能量被瘀滞。为了最好地帮助孩子，继续做您正在做的事情，而不是关注您自己的情感，这样的话，孩子才可以完全释放出自己的情绪。

一旦他们已经清除了这些情绪反应，您要像往常一样继续完成剩余的推拿动作。被释放的最常见情绪是悲伤。例如，在动作七过程中，一个孩子抽泣着对妈妈说："对不起"。孩子们有相当长久且痛苦的经历才被诊断为自闭症。释放悲伤情绪之后，他们会变得更加放松也会更加开放。中医说悲伤储存在肺里，通过眼泪释放出来，所以动作七中有感情释放现象是很寻常的事情。另一个常见的感情释放是恐惧或震惊。这种情况经常发生在我们给孩子腹部做推拿动作时。您要保持冷静，继续循环动作，然后情绪就会迅速消失并且不会再复发。

打开自闭心门的手

孩子的反应是您现在取得很大进展的机会。

孩子常见的推拿反应

我们要学会在生活中的有些事情上不管如何都要继续前进。如果您学习过音乐，舞蹈或者表演的话，老师会告诉您要挺过艰难时期然后继续前进。而推拿疗法却并非如此！如果孩子在推拿治疗中有反应，你需要在此身体部位停下来，然后再不断在此部位重复推拿动作，一直到孩子的反应消失，然后再完成整组动作。

胳膊和腿的交替运动。在动作三中，孩子有时会出现胳膊与腿动作不一致的现象（也就是说右胳膊和左腿一起动，或者左胳膊和右腿同时动）。这是一个好的现象！身体一侧的经络正在激活，您也成功地让能量在孩子身体中运行。继续做这些动作直到孩子的反应停止。

背部弓起。这意味着您已经成功地把能量从头移向脚了。重复这组动作直到孩子放松或者不再弓背。慢慢地用您的手去引导孩子仰卧。

腹部不适。如果在您的帮助下孩子仍然不仰卧的话，那么可能孩子腹部有郁滞现象。动作八——谨记以逆时针方向开始动作——会让腹部慢慢地变得舒适。与此同时，请不要强迫孩子接受推拿治疗。也可以让孩子坐着或站着来完成前三组动作。

打嗝或咳嗽。在动作七中这种现象最常见。这意味着能量运行到了位于腹部中的一处郁滞。本质上，这些并不是肠胃处的郁滞，而是给消化系统提供正常运转能量的经络中的郁滞。停下本组动作，进行动作八，逆时针方向可以缓解郁滞。在郁滞清除之后，咳嗽或打嗝便会停止。如果孩子存在长期便秘的情况，那么这需要花费几周的时间来使腹部畅通。

不适。孩子不适时发出的声音以及做出的怪相都表明您正在对郁滞处进行疏通。当直觉告诉我们继续前进的时候，似乎很难一直在郁滞区域进行推拿治疗。但是就像一块不易去除的顽固尖碎片一样，郁滞仍需要清除。作为家长，您可以最佳地判断出何时您所做的推拿治疗对于孩子来讲是承受不住的。您并不想给孩子带来实际的痛苦或造成惨痛的经历。如果对于孩子而言，一个部位是极其不适的，那么最好还是继续在此处进行推拿治疗，采用更加快速的轻拍手法，而并不该不去处理该处便继续进行接下来的推拿动作。虽然一开始您可能需要力度极轻速度极快的手法来解决此处郁滞，以此使孩子的不适最小化。但是您要知道慢慢地，随着表层郁滞清除，您将能够轻拍到更深层的郁滞。

耳部。耳部是最常出问题部位之一，因为头部经常有很多郁滞和不足。如果您的孩子根本不让您在耳部区域进行轻拍，那就试着轻按耳部。如果耳部存在不足，您的孩子将会接受轻按，而且您的能量也将开始对此不足的区域进行补益。按压耳部，然后向下轻拍其他部位。了解更多细节，请参见第六章关于耳部的探讨。

揉眼。如果在动作一或二中，您的孩子挤眉眨眼或揉眼的话，这意味着您已经成功地让能量从额头流向下方。祝贺您！持续您此时所进行的动作，如果有必要的话，可以重复更多的动作直到孩子的反应停止。如果这种情况是在您做动作五或七时发生，这意味着您已经激活了孩子的自我安抚能力，这将会有助于孩子的过渡和入睡。

脚。进行推拿治疗时，孩子拒绝脱下鞋子或者袜子是常见现象。

打开自闭心门的手

这只能说明他们的脚尤其敏感，他们只是想尽力保护脚。敏感来自脚趾气血能量的极度不足，这需要数月时间来补益填充，因为脚趾通常是最后一个补益的部位。起初，透过鞋子或者袜子按压脚趾——不管距离让孩子轻易脱下鞋袜的那天有多远。每次都要鼓励孩子脱掉鞋袜，但是您无须和孩子争吵或者强迫他们脱下。如果他们的脚很敏感的话，那么肌肤之间的触碰对于孩子来说可能有些太过。您尽可能耐心地进行按压手法，您可以让孩子试着穿松软的鞋子，要把推拿治疗坚持下去。情况会改变的！如果您不能在动作十二中正确地握住孩子的脚的话，那就试着把您的掌心贴在孩子的脚底，然后把手指弓弯在脚上。（亦见发痒）

手指怕痒或者疼痛。就像耳朵和其他部位一样，手指也可能会存在郁滞或是不足，表现为疼痛或者怕痒。如果孩子手指怕痒，请您转换为按压手法而不是揉擦手法。用您的手握住孩子的每一个手指，一次一个手指，轻轻地按压。一直按下去直到孩子感觉舒适。如果孩子的手指（对于不同手指或者不同只手的情况会有所不同）对于按压手法还是感觉疼痛或是敏感的话，那么您就需要清除这些郁滞。试着轻轻揉捏腋窝前部直到腋窝放松下来，接着顺着胳膊一直按压到手，如此反复几次，然后再试试按压手指。您会发现您需要交替进行处理郁滞和不足。如有需要，根据孩子的反应来采用按压手法或是揉擦手法（怕痒的话要按压，有郁滞的话要揉擦）。慢慢地，郁滞和不足都将会减弱，然后您就可以正常地进行推拿治疗了。

手。如果在推拿治疗过程中，孩子把手放在了您的手上，那么可能说明如下两种情况中的一种：

1. 如果孩子将手轻轻地放在了您的手上，说明该部位正在补益。此时动作要慢下来，继续停留在这个部位直到补益充足。您的孩子会告诉您什么时候继续下面的动作。如果在您进行动作八的柔腹动作时，孩子把手放在了您的手上，不管是顺时针方向还是逆时针您都要慢下来。有时候在开始开窍推拿治疗后的几个月内，孩子会突然间把家长的手放在他们的额头上。这是一个非常好的现象，说明他们的大脑已经开始补益了。如果这种情况发生的话，停留在此部位，让孩子慢慢补益。接下来的几天您要仔细观察孩子，说不定他会展现出新的技能或者变得有幽默感。

2. 如果孩子用手把您的手推开，那说明您要不就是手法不对，要不就是您碰到了郁滞部位。这时您要进行快速地轻拍，但是要一直停留在该区域，除非您让孩子产生了"战斗或逃跑"状态。如果在您对耳部进行推拿治疗时，孩子产生反应的话，那么请在轻拍耳部的同时，也轻拍肩部上方或者试着沿耳向下轻拍一直到手腕处，如此反复几次。然后再对耳部周围进行轻拍。

如果在您进行动作八的腹部推拿时，孩子推开您手，那么您需要换成逆时针方向（如果之前是顺时针方向），或者需要加快顺时针方向动作，然后进行动作九，将能量向下轻拍到腿部。在郁滞清除之前，您可能需要进行反复的揉拍动作。

哼哼声。如果在进行推拿治疗过程中，您的孩子发出哼哼声，这说明郁滞正在清除，与此同时，该区域也在被补益。这种情况最常见于对背部或胸部进行轻拍的时候。哼哼声说明孩子正在体验您帮助他们补益时所带来的愉快与放松。哼哼声是他们愉悦感的体现。只要他们一直在发出哼哼声，就意味着有重要的事情正在发生。在哼哼声停止前，您需要在这个部位一直进行轻拍。并且要重复这组动作，多花点时间在这个发出哼哼声的部位，来看看是否还需要再多做几次这组动作。

打开自闭心门的手

当孩子发出哼哼声时，注意一下他们的音量是一件很有意思的事。当在头部的瘀滞被清除时，他们的哼哼声会高些；在胸部时，他们的哼哼声不高不低；在腹部，他们哼哼声会低些，那么请你不要感到惊讶。

如果在您揉孩子腹部时，他们发出低低哼声，您需要慢慢地继续向同一个方向进行揉搓直到哼哼声停止。腹部丹田中储存着身体大部分能量。当腹部被补益时，孩子的健康活力不久就会有大幅度的提升。

推拿治疗后的兴奋。如果在结束推拿治疗后孩子变得很兴奋的话，那么这说明能量还没有从头部向下运行。虽然您已经在推拿过程中让能量运行，但是这些能量又反弹向上了，然后撞上了头部、耳部或者颈部的郁滞部位。您可以通过轻拍来找到郁滞所在地方，这些地方就是孩子非常敏感的部位。在该部位反复进行数次轻拍从而来清除和疏通这些郁滞。

在推拿治疗中跳起。如果孩子在开始接受推拿治疗时是躺下的话，但是之后又突然跳起来，那么这说明您已经成功地让能量深入不同层次中向下运行，不过这些运行着的能量又撞上了郁滞，于是便反弹回来。在引起该反应的区域继续进行推拿动作直到您可以引导孩子躺下来为止。

踢腿。这不同于轻轻地弯膝和足跟抬起，而踢腿反应则蕴含着更多的能量，但同时也并没有造成孩子进入"战斗或逃跑"的状态。在您在动作五中对胳膊进行推拿治疗时，孩子将腿踢起来，这意味着他们正在协调胳膊与腿之间的关系，这是一个好的现象。此时的能量正在从胸部向下运行。同时，您要本组推拿动作的手法慢下来，并且继续本组动作直到孩子的反应消退。如果抬腿现象发生在您进行动作八时，那么这意味着郁滞正在从腹部到腿部被清除着，而且孩子也在积极配合着将郁滞清除。

俯卧接受推拿时弯膝。因为没有足够的能量从后背流向脚后跟才造成他们脚上扬弯膝。从膝处向下多做几次捋滑手法直到脚不再扬起。

腿上抬弯至胸部。在动作八中揉孩子腹部时，这种现象经常发生。接下来所要采取的方法取决于孩子腿向上抬时您所揉的方向。

逆时针方向：如果孩子腹部存在郁滞，那么在进行动作八的逆时针方向部分，他们会感到不适。在这种情况下，孩子通常会把腿向上抬扬至胸部，这意味着在您继续进行余下的推拿动作前，要先将能量向下运行到腿部。您要做的是先停止动作八，而进行动作九中对孩子腿部的反复轻拍直到孩子放松至把腿平放。然后继续回到腹部做逆时针方向动作。您可能需要重复几次这个过程——以逆时针方向揉擦腹部，然后向下轻拍腿部，再继续逆时针揉擦腹部，之后再轻拍腿部，再逆时针方向，再轻拍腿部，等等。您要明白所重复的这些动作都是在帮助孩子。在做了三组共 29 圈逆时针动作后，如果孩子没有发生其他反应时，这说明您已经疏通了郁滞。不过需要注意的是，腹部存在多个层次，您可能需要明天或者接下来的日子里再次重复同样的动作，但是我们认为这是孩子在改善的一个标志。如果郁滞还在的话，您还需要一直坚持下去。

顺时针方向：如果在进行顺时针方向动作时，孩子将腿向上抬起，那么这说明在您进行顺时针"搅拌"并向孩子体内输送能量时，他们也在努力将这些能量聚集在腹部的丹田内。这很好地表明了您成功地帮助了这个区域补益。孩子上推向上抬起是在协助您一起为他们进行补益。

推拿治疗时嘴唇和（或）舌头移动，尤其是在您进行动作六时，这个动作开启了孩子的社交能力，同时也使自身的讲话能力和脑部的言语中枢之间建立了关联，口舌的移动都是值得庆祝的。这些感觉器官之间的联系就发生在您的眼前。请继续重复这些推拿动作直到孩子的反应停止。这有时会长达五分钟，不过这也是让您兴奋和富有成就感的时间段。

肋部僵硬。有时在进行动作七的过程中，在某一特定的区域，孩子在胸腔的张合度减少。这说明位于肋骨下的该区域存在郁滞。郁滞有可能在肺部，常见于有哮喘病的孩子；如果胸腔右下方区域有郁滞的话，那就有可能是在肝脏；如果是胸腔左下方有郁滞的话，那就有可能是在胃和脾。如果您怀疑是在孩子肺部的话，那么您可以在他们后背与胸腔齐平的位置上多次重复动作二，从而让能量一直向下运行。如果您认为是在肝、胃或是脾的区域存在郁滞的话，那么在做动作八的时候，您需要以逆时针方向开始。

怕痒。怕痒的部位表示这里的气血能量存在不足。这时您需要马上在这里从轻拍手法转换为按压手法，这可能要花上几天的时间才能让你重新在此部位进行轻拍。但是您要坚持使用按压手法直到孩子怕痒的现象消失为止。几乎所有的动作都会引发发痒反应。如果在头部和颈部有存在很多不足的话，那么您则会经常发现在孩子身体各个部位都会出现怕痒的现象。如果怕痒发生在动作九、十或是十一时的话，那么一位家长要把手轻放在孩子的下腹部，而另一位家长则通过按压手法来给孩子进行推拿治疗，这样会有助于孩子的腿部和脚趾的补益效果。如果您也尝试了按压孩子脚趾，但是他们还是怕痒而无法接受的话，那么请再试着用一只手握住他们的后脚跟然后接着移动他们的小腿做骑车动作，与此同时，您的另一只手则按压他们的脚趾。

打呵欠。（同揉眼）

总还是有机会的

要让这些细枝末节变成您的自然习性是需要花费一定时间的。这就是为什么我们一直在强调的一个治疗原则，就是在为孩子进行推拿治疗过程中，您要保持冷静并且要坚持下去。请把这本书放在身边以便您能随时查阅。如果还有另一位家长也和您一起给孩子做推拿治疗的话，你们可以一边细谈一边给孩子做治疗。比如，一位家长查阅相关动作的内容，而另一位家长则继续镇静地给孩子进行推拿动作。不过重要的是，您需要在给孩子进行开窍推拿治疗前的几周内尽可能反复多次阅读本书，从而来学习更多的内容和不断更新自己的认识，您不要期待一开始就掌握了所有的内容。如果您错过了孩子的某一个反应而且您也没有在那一天以最佳方式处理这个反应的话，但是孩子还是会再给您机会的！在反应出现的时候，我们当然想抓住一切机会来清除郁滞或者补益不足。这就是开窍推拿疗法会有效的原因了。但是让这一切成为您的自身的习性是需要时间的。与此同时，您需要放松下来并与孩子一起享受这段时光。

如果您是以认真并负责任的态度开始去了解和涉及本开窍推拿的治疗项目的话，那么一切都会好起来，而您会得到另一机会来为孩子提供他们所需的治疗。毕竟，如果郁滞还在的话，它就会在那。您可以改天再清除它。

寻求帮助

如果您发现在仔细阅读完本书之后，也尝试了我们的建议的话，但是仍无法将推拿疗法变成日常生活的一部分，那么您需要联系气功感官训中心（QST），看看他们能否在您所在的区域或城市提供家长培训课程。最理想的是家长通过 QST 培训师来学习小儿自闭症开窍推拿疗法的，并且在您遇到问题时，也可以从培训师那里获得帮助。五个月的时间可以给孩子带来康复，但是如果您在五个月内仍然无法让治疗成为日常生活的一部分的话，那么您需要寻求我们的帮助。

CHapter 7

第七章　帮助孩子日常生活的其他治疗手法

一旦您已经给孩子做了一段时间的推拿治疗后，而且他们的身体和能量可以平静地接受治疗，那么这时您便能够使用下面三个额外手法技巧来帮助孩子度过一天的生活。

帮助孩子活动过渡的手法

当一个患有严重自闭症的孩子需要离开当前任务而过渡到另一个活动时，他往往会感到烦躁不安而且不想去做。不像绝大多数的孩子一样，在一点的催促下就能够过渡到另一个活动。对于自闭症儿童来说，日常生活中的各种变化与过渡都是十分困难的。为了缓解这种情况，您需要用特定手法来给予孩子援助支持。在告诉孩子有个新活动在等待他完成之前，您先将一只手掌放在他的后背，另一只手放在他们的胸前，双手轻轻地把持住他们，直到您感觉到孩子有在注意您。这时在他们胸前轻轻用力按压——这会有助于孩子镇静下来。然后告诉孩子接下来您要他们所做的事情。让孩子自己选择是否需要您的帮助来进行过渡——如果他们不回应，那您就轻轻地把孩子领到新的活动那里。只要他们看见了并开始参与了新活动，您就可以放开他们了。这是一种有爱又有效的减少日常生活中过渡阶段挣扎的方法。

打开自闭心门的手

当孩子开始要变得亢奋紧张时，您可以帮助他们平静下来的手法

我们是从一个家长那里学到的这个方法。她是这样描述的：她和孩子站在公交车站等校车。他们等待的时间越久，孩子就越会变得亢奋不安。突然间，她产生了要在孩子头顶上进行轻拍的想法，这也正是动作一开始的部位。大约过了一分钟，让她惊讶的是，孩子开始安静下来了。从那以后，我们目睹了这个方法奏效了数百次。有时候家长发现应该进行中速地轻拍，也有时会发现慢慢地按压的效果更好。下次您的孩子若有这种要变得亢奋紧张的时候，您也试试看效果如何。

当孩子坐在您腿上时，可以帮助他们关注您的手法

我们是偶然间发现这个方法的。在等待接受推拿治疗的时候，一位父亲让孩子面对着他坐在了腿上。他的孩子完全处于自己的世界中。这位父亲用杯状的手开始轻拍孩子头骨和颈部的连接处。该部位输送血液至脑部，让脑部协调眼神交流和注意力。不一会儿，孩子看着父亲的眼睛笑了并亲吻他。随着父亲继续轻拍这个区域，孩子又数次对他微笑并亲吻他。

使用开窍疗法会让艰难的一天好过点

如果您的孩子在某一天烦躁不安或者过得并不好的话，那么您可以给他们额外的开窍推拿治疗。深吸几口气，让自己平静下来再

开始。虽然让孩子放松地接受推拿治疗要花费几周的时间，但是您会发现一旦他们到达了这个阶段，绝大多数孩子都会在完成前三套动作之前就会平静下来。当你们完成了整套疗法的时候，就像是重启了一台电脑一样，您会面对一个更加放松的孩子。

在一天中，融合"额外"重复治疗的想法

当孩子在接受推拿治疗中，在某个区域表现不足时，我们提倡家长可以在一天中抓住机会对此部位进行补益填充。如果您的孩子能够听懂话语，但还不会说话，那么您很可能在动作六中就会发现孩子手指存在气血能量不足的情况，并且需要按压他们的手指而不是揉擦。另外，如果在进行动作九过程中，孩子腿的正面怕痒，那么您应该利用一天中某段平静放松的时间，和孩子一起坐下，比如一起观看"Mr. Rogers"（美国动画片），同时再按压他们的手指和腿的正面。这样会有助于那些区域的补益并促进整个推拿治疗过程。作为回报，这可能是您们一起度过愉快而又充满收获的时间段。

再次强调，每天一次按顺序正确操作推拿治疗手法是必要的，但是一旦父母开始看到推拿给孩子带来的疗效时，他们会兴奋地想要在其他时间段也进行治疗，也便可以持续孩子所取得的进展。

CHapter 8

第八章　康复过程：会有什么样的预期效果？

在前几个章节中提供了很多关于孩子在接受开窍推拿治疗过程中所发生的有效反应的信息。但是在孩子的行为、健康、社交和学习方面，家长又可以看到什么样的预期效果？

人类是多层复杂的有机体。就像洋葱一样，你可能剥掉了一层，却发现下边还有一层。不管我们是谈论性格和情感，还是谈论身体中的能量层，这种情况都是真实存在的。您孩子可能需要多个层次的治疗，每一层都可能有郁滞要被清除。或者您孩子可能没有很多层的郁滞要清除，但是其中的某一个层可能会有非常顽固的郁滞存在并且需要花费多次的推拿治疗才能够被清除。这完全取决于孩子以及曾经是如何造成现在这样子的。重点是，如果您每天都在正确地进行推拿治疗的话，那么每一次的治疗都会带着您和孩子迈向进步，继而影响改善孩子和您的日常生活。

我们经常收到来自这些开始进行开窍推拿治疗后取得很大进展父母的来信。一次又一次地，家长告诉我们，他们的孩子经常会在接受开窍推拿治疗后，会有突然显著的进展，他们不得不时刻来调整自己的教导方式。随着时间流逝，除了表层感官以外，开窍推拿疗法会疏通开很多层面，而且所有的这些改善最终都会体现在孩子的成长、学习、社交以及扰乱行为的减少上。正如您能想到的，这些家长都说这是"值得经历的困难"！

然而，如果您做了几天开窍推拿治疗后，既没有熟练掌握治疗动作，也没有看到孩子身上的任何改善，那么您需要再次观看光盘，并且在互助小组（本书开始时所推荐的）中找一位帮手协助您浏览附录一中的一览表，确保您按摩动作的正确性。您也应该仔细查看后边一章中提到的饮食问题。如果您觉得没有取得成效，那么互助小组是尤其重要的。别的家长的热情高涨会帮助您继续坚持下去，也许甚至有助于您看到自己实际上也在进步。另外，彼此学习参考比较也会让您的推拿变得更加有效。记住每一个孩子都是不同的，进步也会不同。我们的目标是帮您和孩子取得进步。我们不声称可以解决所有与自闭症相关的问题，也不声称每个孩子都会有同水平的进步。但是我们确实期望看到您能取得更大的进展。所以如果还是没有成功的话，请按照书后的联络方式联系我们，请不要放弃！

总体来说，一旦郁滞清除了，您的任务就完成了。这个区域马上就会痊愈，您也会开始看到结果。起初您可能有太多郁滞要处理以至于看不到显著的改变，但是把握住每一次小小的胜利，比如孩子的腿在治疗中更加放松了，或者孩子可以仰卧了。当孩子毫无挣扎并舒适地配合您的治疗，而且让治疗成为孩子和您一起度过放松又快乐的时光时，如果您再继续坚持下去的话，那么孩子的身体就已经在康复的路上了，而且您会看到显著的改善。

在受伤、生病或是触及毒素时，我们身体都会自然地形成郁滞。五个月开窍推拿疗法的完成并不代表您的孩子绝不会再有郁滞，也不代表孩子身体中的所有郁滞都清除了。我们也不声称可以治愈自闭症。但是除非您是这些极少数人中声称开窍推拿并不奏效的一员，否则的话，您会从孩子问题行为的改善中得到宽慰。孩子会变得更加喜欢社交，身体问题也会减少，并且他们会开始学习了。

附录三是我的孩子发展里程碑。这里为您提供了一个记录一些孩子重要里程碑的地方，也提供了可以从我们官网下载的重要的一些检测表和一览表的链接。这三个简短的记录为您描述了治疗前后的画面，帮助您认识到所取得的进步。在一个主要郁滞清除或一个区域补益后，孩子身上会有显著的改善。学习我们这个疗法的很多父母都对该疗法极尽溢美之词，不考虑使用一览表就随口说出孩子多个发展里程碑。尽管如此，这些一览表仍是重要的工具，我们强烈鼓励您使用。

我们经常听到几个区域有显著改善的报告。自闭症患儿家长经历了太多的疲倦，以至于从清单上划掉任何一处孩子以往的问题，都会让他们抱有一线希望。在我们的调研中，我们普遍看到自闭症所有四个方面的改善。每一个孩子是不同的——一些孩子取得的效果更好——开窍推拿疗法也不是万灵药。然而随着疗法的进行，这些影响孩子发展的障碍也开始被清除，您将会看到下面一个或几个方面的改善：

1. 睡眠改善（尤其是入睡）

2. 便秘或腹泻减少

3. 食欲改善，所吃食物范围增多

4. 要性子减少了，强度与持续时间减弱了

5. 夜惊的症状不见了

6. 不再用头磕撞物体了

7. 语言处理能力有所提高，开始对自己的名字有意识有反应。

8. 如厕训练有进步

9. 与人目光接触增强

10. 言语功能发展或改善。幽默感形成

11. 感官范围（高于或低于敏感度）变得更加均衡

12. 攻击性行为消退

13. 整体身体健康改善。耳部感染减少，哮喘有所改善

14. 腿部不再那么软弱

15. 社交能力发展或改善

16. 孩子开始学习

三种常见可预见的反应

消化。在开始推拿治疗几天内，孩子排出味道很重的黑绿色大便是常见现象。如果您对自己之前所取得的进步不确信的话，那么这个肯定能够证明孩子将确实会有改善发生！这表明老的沉积污浊的胆汁正在从肝脏中被清除，而且肠道也在更好地运转。这可能会发生一两次，但要是体内毒素过多的话，则可能第一个月内会出现多次。总之这是个好事情。多亏了您的推拿治疗，所以孩子才会清除掉这些身体之前不能排除的东西。

疼痛感恢复。受伤害时您的孩子可能会有有史以来第一次哭泣。这是一个很棒的现象。虽然我们不喜欢看到孩子感觉疼痛，但是感觉疼痛并哭泣是很正常的。如果没有感觉疼痛的能力，那么一个孩子就不会对别人产生同情心。另外，能够感觉到疼痛的孩子也可以开始感受到被拥抱或触摸的愉悦感。我们经常听到家长们在说在孩子开始正常表现出疼痛感之后不久，他们就在社交方面有显著改善。虽然第一次感到疼痛是一个巨大的里程碑，但也应该注意到在一段时间内，孩子将会被新的感知输入所成长。他们可能会历经一段对触碰产生高度敏感的时期。不过请耐心些，这都会过去。与此同时，继续推拿治疗但是手法要慢点，而且采用按压手法。孩子的外壳已

经消失，但是外壳下面的东西曾经没有得到滋养，所以在他们再次恢复到舒适之前，现在需要一直进行按压补益手法的治疗。

"两个糟糕"时期的开始。 很多有自闭症的孩子都是在 18 至 24 个月的时候停止了发育。"两个糟糕"时期是孩子强烈坚守自己意愿，以自己方式行事。当您的孩子在向这个时期过渡时，这表明他们开始再次重新发展社交能力了。这个阶段的孩子想要自己做一切事情，而且多次用说"不"来坚持自己的意愿。如果他们要正常地发展，就必须如同其他孩子一样经历这个阶段。虽然对于父母来说非常难熬，但请明白这是孩子进步的表现。另外，也有可能让父母惊讶地看到孩子突然间变得很坚持自己，尤其是这些一直很内向不爱言语的孩子。这时，您需要考虑适当地限制孩子，就像对待一个正常的两岁孩子一样，而不要成为一直宠爱和顺从患有自闭症的孩子的家长。要给他们时间，随着不断吸收所有新鲜的事物和信息，他们会顺利通过这个阶段。您所做的就是继续坚持开窍推拿治疗。

何谈能力退化？

正如每一个出现成长能力退化现象的自闭症患儿家长所知，退化是孩子丢失了之前所展现出来的技能。所有孩子都会经历暂时的退化阶段，尤其是在他们的生活中有变化发生时，比如一个新添的兄弟，一次搬家，一位新老师或者一位新保姆。（有时候家庭中的其他孩子暂时有退化现象，而有自闭症的孩子却开始有所改善。）

自闭症儿童对于日常生活的变化尤其敏感，并以能力退化来反映。另外，根据家长报告说处方药、免疫接种、某种食物或化学物质都可以引起孩子能力的退化。开窍推拿疗法既不会引起退化现象也不会阻止倒退现象。像对待其他孩子一样，如果自闭症患儿出现倒退现象的话，您需要明白出了什么事情，如果可能的话要解决根本原因。开窍推拿疗法能够帮助孩子更好地处理造成自身压力的原因，也能帮助他们身体进行排毒，但开窍推拿疗法对退化现象仅仅是个工具。

有时孩子的新举止看起来像退化，但实际上是进步的表现。您的孩子可能缺失很多正常学步儿童所具有的行为能力。一旦他们可以再次从以往丢失的经历中学习的话，那么您就可能看到所谓的倒退行为实际上是他们在努力弥补自身发展中的空白。例如，孩子可能突然间开始把玩具排成一排。这看起来好像是"自闭症行为"，但这可能是在开始接受推拿治疗后少有的运动技能——如果发生的话。对于一个婴儿或者是学步儿童而言，这是正常获取那些技能的渠道。只要孩子从这个行为中得到了益处，他们会停下来的，而且继续进行再做其他的事情。

在您观察孩子的时候，记住所有这些发展里程碑和行为可能是有困难的。但是如果您看到其他大多数正常发育的孩子从一个阶段发展到另一个阶段的行为表现时，您就会更加容易地判断出您所看到的是退化现象还是自己孩子新学会的技能。

有趣的事情

本章一开始就列举了您可能期待在做了一个月开窍推拿疗法之后看到的改善。为了更好地了解这些改变，下边列举了更加细化的指标，以此来表明您已步入正轨：

1. 剪发不再有压力感

2. 更能忍受大音量声音或噪音

3. 孩子不用每天必须穿固定的衣服了

4. 使用尿不湿的孩子能意识到什么时候尿布湿了以及感到不舒服

5. 除了与主要给予照料的家长外，孩子也能与其他直系家庭成员建立更多的联系，起初是另一位家长，然后是年长的哥哥姐姐，接着是年幼的弟弟妹妹。再然后是经常联络的亲戚，最后是学校的老师和同学

6. 还不会说话的孩子开始通过手势来表达自己的需求。还没有语言意识的孩子开始明白你在说什么并能做出反应。然后开始咿呀学语，逐步发展儿语。紧接着就会说出单词，然后两三个词一组地说

7. 入睡变得更加容易，而且一夜睡到天亮也是常有的事情。噩梦和夜里出汗现象开始少见，之后就都停止了

8. 大便变软，便色由绿变棕。

9. 对喜欢吃的食物的食欲增加，之后发展到愿意尝试几样新鲜食物。请避免给孩子吃加工食品，尤其是含有红色色素的食物。

10. 幽默感的发展表明自我认知正在开启。庆祝孩童般的天真幼稚!

一切都被联系起来

除了数据和科学证实了开窍推拿疗法是非常有效外，我们的研

打开自闭心门的手

究也产生了一些没涵盖在统计数字采集中的惊人证据。例如，我们已经发现许多有自闭症的孩子背部存在麻木感。如果您触碰孩子背部，他们没有反应，那么让他们仰卧会是十分困难的。不过随着时间的流逝，开窍推拿疗法会改变这一切。

但是除了恢复背部感觉功能和发展孩子对曾经无法感知的部分身体的意识外，一件有趣的事情发生了。当然，我们不相信下面的这些是巧合而已，同样是这些无法感知背部的孩子，他们对过去发生事情没有意识，（毕竟，如果你身后什么都没有，你也就没有过去）那些会说话的孩子也无法告诉你那天的早些时候他们在学校做过什么，也无法记得午饭吃过什么。显而易见，对于一些不能记住他们做过什么的或者忘记了他们为什么被惩罚的孩子来说，纪律要求是没有太大作用的，更别提记忆力不足对学习的影响了。这个世界对于不能记住事情的孩子来说是多么让他们费解啊！当这些孩子背部的经络开始疏通的时候，他们的内心灵枢也跟着开启了。他们开始记住事情了。想象一下这仅仅一项的改善所产生的连锁反应。能够让孩子背部恢复知觉，父母会非常兴奋，但是看看他们又额外获得了什么！

这些身体、思维和情绪之间的联系就是中医之所在。您跟孩子的旅程是独特的，但是如果您或者互助小组的成员报告同样令人兴奋的进展时，不要感到惊讶。刚开始接受两周培训课程，有的曾经双腿软弱的孩子学会了骑自行车；拒绝使用手的孩子开始握笔画画了；睡眠不好的孩子开始一觉睡到天亮。

对于一个已经过度劳累的自闭症儿童家长来说，开始一个长达五个月的日常治疗项目是令人畏惧的。另外，因为孩子的变化有时来得很快，家长也应该有意识并有准备应该如何应对自己的"新孩子"。听起来有些困难，而且前几周也确实不容易，但是这些希望能够振奋人心的，而且不可否认地说，会有更多进步在等待您。仅仅五个月就真的可以改变您和孩子的世界。

CHapter 9

第九章 对自闭症儿童体内毒素的理解：防御措施

为了充分了解开窍推拿疗法是如何恢复孩子更多的正常功能，很值得先要知道这些伤害在最初是如何产生的。设想一下河流，这可以帮助您形象地理解这些是如何发生的。

谈到毒素，我们都知道一条河在严重受污染之前会吸收很多毒素。每一条河流都有自身的"承受能力"，这种能力可以带走废物并保持自身健康。但是如果超出了河流的携带能力，河流就会生病，河里的鱼也会生病，河周围的土地也跟着遭殃。于是，河水流速就会慢下来，垃圾也会在河的拐角处聚集起来，堵塞入口点与出口点。这也同样适用于我们身体中运存气－能量的经络。这些经络帮助血液输送养分给细胞并清洗身体中的污垢，带走疾病。如果这些经络发生郁滞，那么这些重要的功能就无法进行。

这是一个很重要的概念来了解可能存在于自闭症背后的毒素。小孩子对毒素的"携带能力"要比成人低很多，不能处理进入体内的毒素会对身体产生深远的影响。幸运的是，开窍推拿疗法可以帮助清除郁滞并在很多情况下达到修复毒素所引发损伤的目的。

中医认为经络中的虚弱或者不足是导致自闭症的第二原因。记住身体中的任何东西都彼此影响。虚弱可以使得经络更易受毒性感染。如果河流小，流速慢，水量少，那么比起流速快且水量多的河流自然更易受毒素的影响。因早产、母亲吸毒或者基因紊乱出生的弱小婴儿自身肯定会有更多虚弱不足，也因此更容易受到毒素引发伤害的影响。

自闭症的第三个原因是创伤或头部和颈部的挤压。这个原因比起前两个原因更少见，但是在难产或产后头部受伤的情况下还是会发生的。

超过一半我们所见到的自闭症儿童的父母都是健康的，孩子也是在正常怀孕与分娩下出生的，而且从没有过头部创伤。这些孩子中的大多数是因毒素导致的神经系统损伤。我们不能完全避免毒素——它们随处都在。幸运的是，如果并非在某个时刻一次性摄取过多毒素的话，我们是可以清除它的。反而是那些健康的孩子开始患有自闭症的比例上升给我们提出了一些难题——在现代社会我们该如何处理毒素。

毒性对于其余患自闭症的孩子来说也是个问题。这些孩子出生时就带有引发自闭症的诱因，比如出生时个头大、使用手术钳或真空抽吸接生、大龄产妇长期服药、孕期吸毒或酗酒，等等。这些孩子的"毒性携带能力"很容易被攻破而造成能量经络的郁滞。医疗健康政策团体还有很多工作要做才能更好地防止孩子不受引起生病毒素的侵害。

根据东方医学对疾病的认识，我们认为自闭症是由创伤、毒性、缺陷或者三种共同作用形成的时候，试图在孩子生活中最小化这些因素的发生率是合乎逻辑的。父母已经非常努力地在最小化孩子的身体损害和创伤，所以再探讨创伤这个致病因素是不必要的。

然而毒性是一个不同的问题。所有的孩子都比成人处理化学药品的能力低，但自闭症的特征之一就是身体瓦解清除毒素的能力大打折扣。因此，自闭症儿童的身体处于绝大多数成人甚至是绝大多数孩子都无法注意到的毒性环境中并与之抗衡。进行开窍推拿疗法之后不久，孩子排出的黏黏的味道重的绿色粪便就说明孩子体内携带着毒素。这些毒素压制了孩子的身体健康，也给孩子的身体系统造成了很大的负担。因此，孩子一边生活在无法正常去感官周围的世界中，一边还在努力地恢复自身的正常功能，同时这些功能长期被毒素伤害着。孩子不可能会感觉舒服。

如果在治疗期间您闻到了金属味的话，不要惊讶。这是孩子身体所释放出的毒素。

帮助孩子清除体内的毒素，您不但可以长远上帮助他们康复，也可以避免一些毒素引发的直接行为反应。比如马克笔，有带香味的马克笔，有可冲洗的马克笔，有干擦的马克笔，这些充斥着我们的生活。为了更快地干燥，有一种附加溶剂可以让孩子，甚至是那些没有自闭症的孩子，暂时变得高度兴奋。我们调研中的一位家长报告说她的儿子有一天弄得浑身都是马克笔水。不久之后他变得很苦恼，躺在沙发上一边乱动一边抱怨着这糟糕的一天。当他回到学校的时候，他也记不住老师的名字了。家长说过了一月孩子的行为才恢复到了正常。虽然高度兴奋是我们听到关于马克笔最常见的孩子反应，但是也有孩子用了马克笔之后感觉昏昏欲睡。很简单，那就把它换成蜡笔吧，而这也是您应该做的首要事情之一。

您在阅读下面文章的时候需要明白：这些探讨并不是要谴责生活中我们所依赖的马克笔的化学成分——这一点是很重要的。毕竟马克笔并不是为了伤害孩子才生产出来的，而仅仅是因为自闭症患儿普遍对化学药品的承受力很低，所以家长们需要格外谨慎。

毒素进入身体的三种途径

有三种毒素进入孩子身体的途径。他们可能是：

1. 摄入

2. 吸入

3. 通过皮肤吸收

通过食物摄入化学物质

避免食物中的化学物质是很困难的，甚至母乳也有毒素，虽然量很少。果蔬也喷洒着化学物质，加工食品也充满了防腐剂和色素。鉴于很多研究表明人工红色色素可以引发多种麻烦，那么从孩子的饮食中完全剔除红色素是非常明智的。近几年的新型挑战是法律要求学校和幼儿园的零食必须是在商店购买的。不幸的是，孩子们在这种情况下所吃的绝大多数食物都是经过高度加工的而且经常布满了色素。尤其是对于自闭症患儿来说，里边的化学物质足够让孩子负担的了。

下边是几条建议来帮助您减少孩子体内毒素的摄入量：

1. 有可能的话购买有机果蔬

2. 成为忠诚的标签读者。注意食物标签上的色素和其他繁冗的化学物质清单。如果食品中有红色素，就不要购买了。含有红色素的食品范围之广是相当惊人的，但是尤其注意果冻类零食、糖果、饮料、冰激凌、奶酪和甜点中的添加剂成分。请不要泄气，因为还有很多不含色素的受欢迎的品牌食品。也要注意一些药物（甚至牙膏）也含有色素；问问医生或药剂师有没有可替代的药物

3. 尽可能自己用基本原料做饭，从而来避免这些含有提高食品

保质期化学成分的加工食品

4.为孩子带上家制的零食到幼儿园，以便他们可以在其他小朋友吃商店里的购买的零食时，吃自己带的。

吸入化学物质

如果我们都能在高山湖边被有空气净化功能的树木包围着过日子，或者天天生活在海边呼吸着清新空气，那该有多好啊！当然，我们都知道近来，连这些环境也可能被高度污染了，但是你还是会有这个想法。我们生活的这个世界，有害化学物质和其他有害物质不可避免地存在于空气中。路边的垃圾焚烧炉释放出水银，燃烧化石燃料的电力厂排放出二氧化硫、一氧化碳和其他许多有害物质。前方停在交通灯处排出黑色烟雾的柴油卡车示意我们即将吸入肺部而不愿接受的物质。我们不可能完全不让孩子受到这些侵害，我们也并不是想说明自闭症与这些有害物质之间存在着明确的直接联系。然而这些都是您可以让孩子不在这样的环境中吸入化学物质。

在这方面帮助孩子的最好工具就是您的鼻子。如果您能够闻到，您可能会想想孩子是否应该吸入它。例如，您真的需要空气清新剂吗？孩子是否在您用各种清洁剂打扫厕所时会产生一些消极反应？如果在您亲近孩子时，但他们要远离您的话，这会不会是因为您的古龙香水味或者发胶味？亲戚家空气中会不会有让孩子不愿停留的味道？不要忘记清除掉马克笔的味道。

这并不是建议您清除掉生活中所有的化学物质来让生活更加容易。同样，在您把孩子带到一个环境之前检查每一个角落也是不现实的，但是您一定要为孩子对这些化学物质的反应保持敏感。如果您不确定，那么请清除掉这些化学物质一段时间，然后再使用这些物质，看看孩子的反应。要知道新的地毯、油漆、油漆稀释剂和建筑粘贴剂也都能造成主要的反应。另外，还有一项很困难的事情：分析一下发生在孩子日常护理地方的事情，比如幼儿园或者学校。一些设施中使用的工商业清洁剂和蜡制品在空气中会有长久遗留物。用您的鼻子闻闻来提出问题，找找化学物质样品。

很显然，这不是件容易的事情，因为孩子对一个地方的很多事情都有反应而找出其中一件事情所造成的反应是要花费很大精力的——除非某件事物造成孩子明显完崩溃了。但是请记住：如果您能够去除造成的问题行为的环境，那么您在治疗孩子的过程中节省了大量的精力。当然更重要的是，您提高了孩子的健康和舒适感。

通过皮肤吸收的化学物质

那个孩子弄了自己一身马克笔水的故事就是通过皮肤吸收化学物质的很好的案例。我们没有证据指向其他具体的物质，但是作为家长，当孩子身体有突然而又无法解释的产生不适感时，您要注意潜在的诱因。也许孩子穿的新衣服在不同程度上被化学物质处理过了。您曾用过织物软化剂吗？（您现在还需要织物软化剂吗？）洗衣剂中有味道吗？在您给孩子用过护肤液后孩子有没有行为反应？当然，除了中性肥皂和洗发水以外，不要让孩子的皮肤接触清洁产品，即便是最温和的产品。但是甚至仔细观察肥皂，您也可能需要把除臭皂更换成更温和的产品。

食物过敏

把食物和毒素放在一起讨论是奇怪的，但是如果孩子不能够正常地处理某种食品，那么他们身体中这些不能正常消化的食物就像类似于人造毒素一样累积起来。

我们已经讨论了清除加工食品中人工红色色素和避免其他色素及防腐剂的必要性。食物过敏远不止避免添加剂而已，也涉及我们认为有益健康、营养丰富的食物。

虽然我们还没有在这方面做过自闭症患者和正常人群的具体比较研究，但是我们已然发现大量孩子对于小麦和奶制品过敏。有对照研究证明这些过敏现象在儿童中比较常见，因此当我们看到自闭症儿童不能耐受这些食物时不会感到惊讶，尤其是考虑到他们普遍减弱的处理毒素的能力。

牛奶中我们发现制造麻烦的物质并不是您所预想到的乳糖，而是酪蛋白。如果您的孩子不能忍受乳糖的话，他们会像普通人群一样食用奶制品后会有同样的腹痛和腹泻反应。要是不能耐受酪蛋白的话，那么发现起来会有一点困难。

有五种情况可以表明麸质（谷蛋白）/酪蛋白过敏。这些是：

1. 孩子在含高小麦或奶类食物面前的食欲大，比如披萨。孩子可能会吃大量的这类食物，然后在不给他们更多这类食物时就会表现出愤怒。这表明在没有创造满足感的前提下，这些食物在孩子身体中引起了令人不快的化学物质反应。

2. 孩子想要整天都喝牛奶，并且他们所吃的为数不多的食物都含有牛奶或小麦。我们身体会渴望摄取这些引起过敏的食物，这是正常的。

3. 孩子很容易变得激进。患自闭症之前并不激进的孩子而产生了激进或高度兴奋反应经常是由于药物、化学物质或食物的副作用引起的，孩子无法从身体中清除这些东西。

4. 肚子发胀或对触碰很敏感。如果您的孩子不能俯卧，您要注意其他症状。胀起的肚子可能是食物过敏的反应。

5. 孩子没有语言意识——既不会说也听不懂。父母反应说孩子完全处于放空状态。过敏食物中的未加工的化学物质可以击败我们，就像其他医药中发现的化学物质一样。

这并不是说所有自闭症患儿的饮食中都需要没有麸质和酪蛋白，因为并非所有孩子都不能耐受这些物质。我们已经发现如果孩子只是轻微或中度不能耐受这些物质，那么父母方面对潜在问题的意识会让他们自然减少这些问题食物。这样看起来已经足够了。这是因为在推拿治疗数月后，孩子的食欲往往会被开启，其消化功能也随之运转得更好，而且孩子也开始更爱吃东西。当孩子开始尝试新食物时，他们饮食会变得更加均衡，不能耐受某些食物的现象也会消失。

然而在严重不能耐受某些食物的情况下，孩子会在开始接受无麸质和酪蛋白饮食（GFCF）后有显著的改善。我们研究中有孩子在经过两个月左右的开窍推拿疗法后表现出很大的进步，但是之后就遇见了瓶颈期。触觉敏感和便秘可能已经消失，而且夜晚睡眠也开始转好，但是孩子似乎仍然没有语言意识和言语发展。另外，激进行为也没有消退。在这种情况下，给孩子开始无酪蛋白饮食（GFCF）的父母不久之后就会取得积极成效，而且开窍推拿疗法的进展和孩子的相关功能发展也在持续。

如果您想尝试的话，有几个关于 GFCF 饮食的网站和书籍。听起来挺吓人的。毕竟典型的美国三餐中都是小麦和牛奶：奶酪、酸奶、冰激凌、面包、意大利面和绝大多数的零食。如果您可以考虑给孩子吃这些东西的话，就要相对容易些：米饭、土豆、豆类、米乳、肉、水果和蔬菜。有很多关于如何过渡食物转换期的支持信息。如果您感觉您想试试的话，那么就从 www.GFCF.com 开始吧，然后从这里扬帆启程。

疫苗

尽管法庭和媒体对于疫苗是否引起自闭症的争论依旧激烈，但是越来越多的医生和家长还是担心疫苗可能造成患自闭症的风险。很多家长选择不给他们的孩子接种疫苗或者接种的疫苗量低于医生推荐量，而许多医生也愿意执行"轻疫苗计划"。

研究调查的争论在于疫苗和自闭症之间是否存在联系。就单一疫苗而言，一些研究声称，某种特定的疫苗会增加患自闭症的风险，其他研究则恰好相反。我们仅仅了解一例美国的研究，它考虑了整个疫苗接种程序对于自闭症发病率的影响。在这项对 20000 名儿童进行的研究中，人们发现接种疫苗的儿童比未接种疫苗的儿童患自闭症的比例高出二至四倍。

关于该话题存在方方面面的争议，但在科学家们就自闭症原因达成一致之前，我们必须考虑疫苗会造成自闭症病发这一可能性，而这也是合乎逻辑的。

当你考虑到大多数情况下免疫接种注入的是强效药物、活性成分和防腐剂时，那么体内毒素负载量的问题就不得不被提出。不论对什么年龄，任何过多的药物或防腐剂都有毒副作用，一次性服用太多不同的药物也是如此。我们知道，一个婴儿或小孩的神经系统发展得非常迅速，而且儿童比成人更容易受到化学物质的伤害，所以难怪父母质疑疫苗接种会使其孩子有患自闭症的风险。制定疫苗政策的人、疫苗制造商和许多其他健康专业人士否认两者具有相关性。一些历史可以有助于说明为什么会存在这样的争论。

打开自闭心门的手

1943 年，在美国出现了第一例自闭症。在那之前，对此病症还是完全未知的。不管怎样，到 2009 年，这是一个全球问题，而仅美国就有 150 万人患有自闭症。这种情况一定事出有因。

疫苗受到怀疑是由于在同一时间内，随着接种疫苗的使用、频率和数量的增加，被报道的自闭症病例也在激增。

1981 年之前，美国的疫苗政策在"低危"人群和"高危"人群之间存在差异。"低危"人群有着健康的免疫系统，而诸如老年人或患慢性病的"高危"人群则存在着普通疾病带来严重并发症的风险。高危人群被给予额外的疫苗，从而使他们免于感染一些正常免疫系统的人很容易康复的疾病。像感到一些疼痛和耽误了几天工作这样带来的不便并不是向大众推荐使用疫苗的理由，因此像流感疫苗之类的疫苗就被列在了"备选栏"之中。新生儿通常不会接种疫苗，由于新生儿的神经系统相对脆弱以及免疫系统的不成熟，对新生儿注射疫苗通常被认为是不明智的。

然而，在 20 世纪 80 年代，政策发生了改变。我们开始在婴儿出生时就注射疫苗，而不是等到他们至少两个月大的时候；高危人群、低危人群和备选栏中的项目也进行了合并。这意味着健康的人开始接种疫苗，好像他们具有了免疫缺陷一样。推荐每个人都注射流感疫苗，甚至孕妇——这是有史以来的第一次！新生儿被注射了乙肝疫苗，尽管它直到青春期和性行为出现时才会成为典型问题。其他的疫苗，如水痘疫苗，也被添加到注射列表中，为了以后不至于因此误工。

一旦政策改变了，就没有回头路。之前的"备选"列表被遗忘了，每个人都开始了接受得多的免疫接种，而大多数疫苗是通常涉及并不危及生命的疾病。就在那时，自闭症的发病率开始由 1/10000 上升到当前的 1/100。随着美国疫苗计划的改变，世界其他国家也常常进行仿效。

20 世纪 90 年代早期，有许多功能退化的自闭症病例，也有对疫苗中使用汞作为防腐剂所产生的累积效应的担忧，美国政府开始建议疫苗生产商将汞从儿童疫苗中去除。在美国和欧洲，汞已经被淘汰，取而代之的是铝，但尚未在世界的其他地方普及。

下面是过去 30 年中我们在疫苗接种计划上的一些变化。由于存在太多的变化，科学研究能否明确个别变化会导致患自闭症风险的过程将是漫长而艰难的：

1. 在过去的 30 年里，孩子三岁之前接种疫苗的次数已从 18 次增加到 42 次

2. 疫苗种类通常被捆绑在一起注射，这意味着每次注射存在更多潜在的毒素

3. 婴儿出生时即接受疫苗接种，而不是等到两三个月大的时候

4. 防腐剂由汞变为铝

5. 活性病毒和转基因成分的配方正在改变

这里还存在很大的讨论空间。另外，在弄清楚自闭症原因前，我们不知道该如何预防它，也不知道疫苗接种是否会增加孩子患自闭症的风险。鉴于这种信息，家长应该做什么？

选择

家长有权知道孩子的疾病及其治疗方法的相关事实，也有权知道医生建议的治疗是否存在争议。然而，美国疫苗政策是精心制定的。因为系统内往往没有很大的灵活性，所以家长们和其他人发布网站

来让消费者了解相关研究和法律方面的最新进展。一些医生愿意给三岁以下的新生儿开更少的疫苗——只要家长自己愿意的话，那么就有权选择这样的医生。

没有家长希望他们的孩子感染到某种可预防的疾病。当然，大体上讲，接种疫苗是对公共安全方面有益的。那么，家长的问题就在于如何权衡孩子患自闭症的风险和感染严重疾病的风险？

还有法律方面也是需要考虑。一般来说，在孩子进入幼儿园前，甚至可能进入公立学校前，并没有法律方面的相关要求让孩子接种疫苗。绝大多数州允许家庭基于宗教信仰或医疗禁忌的理由来拒绝接种疫苗。是否也存在强制家长让孩子接受全部的免疫注射的情况呢？在未来几年内，这一问题将出现在法庭上，到时会得出判定。

直到那时，家长会一直考虑该为孩子接种何种疫苗。有些家长选择完全避免接种疫苗。而有些父母则在孩子三岁之前更加谨慎，不再接种那些不必要的疫苗，转而选择那些对感染风险高、感染后果严重的疾病的疫苗进行接种。还有一些父母仍然会选择由美国政府和医生推荐的全部疫苗接种计划。

最终，允许孩子接种疫苗的决定只能由家长或监护人做出。如果您心存忧虑，最好的办法是进行更充分的了解并且找到一个愿意讨论各种不同选择的医生。有大量关于这方面的书籍，也有越来越多这样的医生。

觉察而非困扰

对于已经倍感压力的自闭症儿童的家长而言，上述内容令人压力倍增。首先，我们哪来的精力去减少孩子所处环境中的全部毒素？

答案是：尽你所能。记住，每一个孩子都是独一无二的，他们可能也可能不会对我们列出的一些事物产生反应。另外，上面我们所使用的许多例子——除人工红色色素外——并不一定能证明可以引起问题，我们也没明确指出可以引起问题。我们提到它们仅仅是作为例子来帮助你意识到孩子平时一天中接触化学物质的次数。正如自闭症的例子中，对于无法有效处理体内毒素的孩子来说，这个简单的意识可能会带来家庭的一些改变而获得巨大的进展。这可能不是因为对引起问题的某一特定物质过敏，而是毒素积累所引发的结果。

还要记住，开窍推拿疗法有助于您的孩子处理并清除毒素。每一位家长都愿意竭尽所能来帮助孩子变得更好。在这一点上，您须注意本章所讨论的内容，并做出有效的改变，但是推拿治疗仍是首要任务。它必须成为日常生活的一部分。对于绝大多数筋疲力尽的自闭症儿童的父母来说，将治疗日常化就足够让人望而却步的了。

好消息是，如果您坚持每天的计划，而且您像大多数做这套治疗计划的家庭一样，事情将会变得容易得多。像他们一样，您将能更好地注意这些其他潜在的重要因素。虽然开窍推拿将造就一个更健康、更强壮的孩子，但是孩子体内仍然在某种程度上存在大量的毒素，结果就是他们将在多年内对毒素过敏，成长受到阻碍。不过最终，他们的身体会变成熟起来，并且也能够更好地应对它们。

Chapter 10

第十章　自闭症儿童饮食注意事项

　　为孩子合理安排饮食的时候，家长通常要从两方面来考虑。第一，要了解哪些食物需要忌口；第二，哪些是可以食用。在前面关于毒性的章节中，我们介绍了有关加工食品所含色素和化学物质而时常致使自闭症儿童行为失常的问题。接下来我们就要谈谈为什么中医所倡导的饮食习惯能够帮助自闭症儿童获得最好的发育和成长。

　　在中医理论看来，我们人体的消化系统就像是一套进行缓慢烹饪的炊具，对我们摄入的食物进行加工，然后从中提取养分。如果消化系统强健有力，我们就会有良好的食欲和正常的肠胃功能。相反，如果消化系统疲弱无力，则会食欲大减，肠胃功能紊乱。自闭症儿童往往都有食欲不振的问题，他们摄入的食物种类也非常有限。毋庸置疑，自家用新鲜食材烹制的料理自然是更有营养，但除此之外，中医又会告诉我们哪些增进食欲的方法呢？

　　最好是温热的熟食。假使孩子本身就消化不好，却还要喂他们生冷食品的话，只会让情况变得更糟。他们那本就疲弱不振的消化系统先得费工夫将食物加热，然后才能开始烹饪加工。人体消化酶是无法在低温环境下发挥作用的，它们只会在正常体温下工作。另外想想：我们要花多长时间才能把绿豆慢慢煮软。对于肠胃较弱的人来讲，生冷蔬菜大都不易消化，这也正是它们常会引起腹泻或者在粪便中有未能完全消化的食物的原因所在了。

　　早餐最好选择加热过的谷物食品。中餐和晚餐则可以选择面条、米饭和煮熟的蔬菜，这些都是易于消化和滋养的食物。少量的肉类摄入则可直接提供人体所需的蛋白质。熟软的水果或者类似苹果酱之类的果浆类食品则是很好的点心。

如果我们给小孩子吃他们容易消化的食物，他们的消化系统就会逐渐变强，食欲也会随之得到改善。用不了几个月，父母便会欣喜地发现孩子的胃口越来越好，而且开始尝试他们之前从不理会的食物了。

我们发现这条饮食建议也同样适用于成年人。如果您想减缓新陈代谢、增加体重的话，就每天喝上几杯冷饮、吃上几次水果冰沙，总之让肠胃遇冷受寒便可。此外还可以再配上一些生冷沙拉和蔬菜。这样便可有效地减缓人体的新陈代谢了。若是想要新陈代谢达到最佳状态，那就最好是以煮熟的温热食物为主。我们当然也可以在旁边配上点沙拉或者水果，但绝不能经常把它们当成主菜。液体类饮料的温度也应与室温相当或温热为主。

在食物味道的搭配上，也应该做到一定的平衡与协调。最容易消化的当属那些味道适中或者略带甜味的食物，比如甘薯、自制的炸薯条和意式面条。但孩子们往往同时需要并且也喜欢偏咸的食物，因此加入食盐进行烹饪的话，小孩子大都会非常爱吃。最好别让孩子吃糖果和甜点之类的过酸与过甜的食物，它们可能引起口味失调，干扰孩子选择那些对自己身体真正有益食物的能力。

如果孩子胸部和鼻部容易有痰，或者常患上呼吸道感染类疾病的话，则应避免使用奶制品。不少参与我们这套治疗项目的孩子，在初期都常伴有流鼻涕或咳痰的情况，有的还时常会有耳部感染，并曾多次使用抗生素进行治疗。可是到后来，这些孩子绝大多数都不再流鼻涕而且免疫系统也都得到明显的增强，这其中的一大功劳当属他们的家长，因为他们都有特别留意不让孩子摄入牛奶、奶酪、酸奶和冰激淋等食品。牛奶的替代品并不难找，比如父母可以转而使用米乳，也可寻找其他富含蛋白质的食品。等到痰液全都化开，孩子胃口便会改善、食欲大增。因为不再需要频繁使用抗生素，腹泻问题也能得到很好的解决，消化及免疫系统也都很快恢复健康。

CHapter 11

第十一章　第一个疗程之后

由于每个孩子的康复情况不一样，所以在前五个月的开窍推拿治疗结束之后，他们需视自身情况采取不同的后续保健计划。此项后续计划旨在巩固疗效、防止复发，让孩子在此后几年的时间里都能够稳步康复。由于目前还没有哪项对比研究能够预估孩子在此后几年的康复进展情况，所以家长只能依据现有常识和经验大概制订一个康复计划，然后再不断学习、加以改善，以适应孩子不断变化的需要。

据此，我们在这里也向大家推荐一套"五大模块"后续计划：

饮食：饮食是身体成长发育的物质基础。应当依照上一章节所讲的内容，尽可能多吃新鲜健康的自家烹制食物。加工食品，包括含红色素的食物，对您和孩子的身体健康有害无益，应当尽可能少吃。您目前可能已经试过 GFCF 的饮食方案，自然也就十分清楚它对于孩子身体的康复是否真正有效了。当某种特定的饮食方案对于自闭症儿童非常奏效时，在孩子情况稳定之后，父母依然会连续好几年坚持使用该饮食方案——既然疗效显著，又为什么不趁势多加巩固，彻底治愈顽疾呢？我们完全赞成这种做法。

开窍推拿疗法：开窍推拿疗法能让孩子的身体每天都恢复到平衡协调的状态，积蓄精神与能量，用以应对将来的挑战与压力。如果每天坚持，日积月累，孩子身上的效果就会逐渐明显，储藏在体内的生命能量也会不断增长。前五个月的治疗结束之后，我们建议您继续坚持开窍推拿疗法，并且根据自我调节检查表来确定孩子的治疗节奏。一般说来，我们建议一两年内每天都进行开窍推拿治疗，或者一直到孩子达到本应发育年龄为止。

毒素防范：仍然需要特别注意减少孩子接触有害烟尘、溶剂、杀虫剂和日用化学制品的机会。对于自闭症儿童来讲，机体功能的完全恢复可能要比其他孩子多花好几年的时间。因此在他彻底康复之前，您仍然需要格外小心。

制定疫苗接种策略：目前医学界尚未确定自闭症的病因，而科学家们在疫苗接种是否会加大自闭症发病率问题上也仍然是争论不休，于是各位父母只能自己决定是否该给孩子注射疫苗了。请大家时刻关注此类信息。多向医生请教，找出所有可能的选择方案。没必要一次性地全都接种或者全不接种。您无须一下子就注射完所有疫苗。

在接受各种疫苗之间可以留有一定的时间间隔，也可以适当减少疫苗注射次数。这全靠家长自己权衡决定了：要么增加孩子罹患自闭症的概率，要么当孩子染上水痘期间，冒着耽误工作的风险在家照料孩子。作为家长来讲，只要自己的孩子能够远离自闭症的困扰，哪怕耽误再多工作时间想必也都在所不惜。

目前，自闭症的发病率仍在不断增长。自 2009 年起，每一百名儿童中就有一名儿童发病（截止到 2015 年，最新的统计数据是每 68 名儿童中就有 1 名自闭症儿童）。人类历史上还从未频繁出现过如此低年龄段儿童受此类疾病困扰的现象。所以您不能指望专家了，不能等到他们达成一致意见之后才决定应该如何帮助孩子有效预防。有些时候您只能根据自己的常识对可能的风险进行大致评估。

自闭症的其他疗法：打开互联网，你能找到数百种自闭症疗法的各种广告。千万当心，不要浪费钱财，更不要让孩子轻易尝试那些可能产生不良效果的药品、保健品和康复措施。因为它们绝大多数都没有经过严密测试与科学认证。所以请远离这些商品。作为家长，您往往迫不及待地想要尝试所有听到的可能有效的治疗方法，但就自闭症而言，目前实在是有太多的商业炒作，又有太多可能藏有不良隐患的相关产品，所以请您不要随便尝试效果尚未经过科学研究证实的产品。

开窍推拿的终止：在您孩子身体状态完全稳定下来之后，开窍推拿治疗即可终止，而无须经过其他特定的程序。需要把握的一个基本原则便是：只要您认为孩子有需要，或者孩子自己提出要求又或者是您注意到孩子有感官反应失常的情况时，您就要及时为他进行开窍推拿治疗。根据孩子实际情况，可以每周一到两次也可以每月一到两次。一些家长向我们反映，在停止治疗之后，孩子的身体进展情况会出现放缓的迹象。对此也请您多加留意。另外，如果发现孩子在校表现不如以前的话，请马上恢复以往正常的治疗，至少一周三次。这样有助于孩子保持最佳状态。

教师及其他人员：请您特别留心选择合适的人为孩子进行开窍推拿治疗。如果治疗人员并不十分了解孩子的具体情况而勉强进行的话，就可能给孩子带来伤害。我们建议那些乐于了解开窍推拿疗法并在得到父母许可后直接在教室进行治疗的教师和助理们参加气功感官训练中心（www.qsti.org）的专门课程培训以便为孩子的治疗做些准备。

最后的寄语

我们希望此书对您有所帮助。希望您能从中学到您所需要的开窍推拿治疗知识，并将其纳入孩子的日常生活之中。希望该项开窍推拿疗法可以给您的家庭和孩子的生活带去更多祥和、关爱与安逸，也希望它能够为您排忧解难。请通过我们的官方网站 www.qsti.org 与我们进行联系，并将实际操作过程中的收效与问题反馈给我们。我们通过写这本书来帮助您，只因我们也全心全意关心着您和孩子。

附录一
手法动作疑难解答检查表

　　您可以通过下面的检查表来让您的另一半检查您是否正确地完成了所有的推拿动作。这对于互助小组活动来说，也是一个有利用价值的工具。分别在您给孩子刚开始进行治疗、治疗一周后及数周后，您和您的另一半可以利用本检查表。如果您觉得您没有取得预期的效果的话，这可能是因为您忽略了一些重要的内容，例如没有正确地疏通头部，或是对耳部周围的轻拍手法错误，或是没有适当地调整手法的速度和力度。读过本书的人可以利用这个清单应该能够找出您操作中的问题。

　　除了检查动作手法技术是否正确外，在第一周或是最困难时间段，家长互助小组的成员们可以帮助鼓励其他成员对推拿疗法继续持有愉快积极的态度，并且可以相互帮助认识及适应发展的步伐。

　　以下所有内容，家长要：

动作一

1. 检查确保孩子头上没有发箍、头绳等物
2. 要轻拍位于头顶中心的穴位一，而不仅仅只对脑袋进行轻拍
3. 在向下进行前，有做足够的轻拍

4. 遵循正确的轻拍路线，从头部和脊柱的中间，向下到双腿后中线，最后到脚踝的外侧

5. 一直要拍到足跟处

6. 在孩子做出需求反应的身体区域（例如，发出哼哼声或是不安），进行更多额外的轻拍

7. 适当地调整手法的力度

动作二

1. 开始时要双手并排在位于头顶的穴位一的两侧进行轻拍

2. 循行正确的路线，在脊柱的两旁

3. 在孩子做出需求反应的身体区域（例如，发出哼哼声或是不安），进行更多额外的轻拍

动作三

1. 从位于头顶的穴位一开始进行轻拍

2. 手指放到耳后，轻拍数次

3. 手指要轻微地展开一点，并且适当的调整轻拍力度

4. 要轻拍到颈部的两侧

5. 循行正确的路线，沿着身体的两侧向下轻拍一直到脚踝的外侧

动作四

1. 使用正确的手法（手指展开，指尖放在耳后），并且适当的调整手法力度

2. 要给耳部进行足够的轻拍，然后再继续向下轻拍

3. 如果可能的话，在您轻拍孩子耳部的时候，可以让另一位家长同时轻拍肩膀，这样可以减轻孩子耳部的不适

4. 循行正确的路线，从耳朵到颈部外侧，再到肩膀，手臂正面，向下到肘部，到前臂正面，最后再到手背

5. 如果耳部存在郁滞，尽可能地重复轻拍动作多次

6. 要知道什么时候转换为按压手法

动作五

1. 持握孩子手的手势要正确

2. 孩子的胳膊要完全伸展开（肘部不要弯曲）

3. 轻轻地甩动胳膊，您可以清晰地看到胳膊如同起伏的波浪一直到肩部

4. 与孩子进行目光接触，并且在进行动作的同时，高兴地对孩子说："上、上、上……下、下、下"

动作六

1. 动作手法要正确——揉擦或是按压——要根据孩子的反应来做调整

2. 注意留心孩子的反应，如果需要的话，可以在某个手指上花上额外的时间

动作七

1. 动作要慢而且有节奏，不可以急促

2. 轻柔地按压，但是要用点力，随着孩子的呼吸，轻轻地上下移动肋骨

3. 从锁骨处开始，一直到肋骨下端

4. 观察孩子是否开始有睡意，或是其他的反应，例如发出哼哼声，或是孩子把手放到家长的手上，并作出相应的调整

动作八

1. 要提前考虑到孩子是便秘、泄泻还是正常，然后再按照正确方向做动作

2. 围绕肚脐做旋转揉擦动作

3. 根据具体情况和方向来调整速度和力度

4. 观察孩子的反应，例如发出哼哼声或是将腿抬起，然后再适当的调整手法

动作九

1. 循行正确的路线，从大腿的正面，到胫骨，最后到足背

2. 如果孩子怕痒或是有其他反应，要调整手法的力度

3. 如果孩子把腿抬起来，要不断向下轻拍直到他们将腿放平，然后在再重开始本组动作

动作十

1. 一只手持握住脚踝，而另一只手从膝盖后开始

2. 动作要流畅而连续

3. 重复本组动作直到腿部放松和小腿肌肉松软

4. 如果孩子小腿怕痒，要知道如何应对（轻柔地向下握压小腿）

动作十一

1. 揉擦手法或是按压手法要正确

2. 如果有必要，可以调整为"骑车"技巧

3. 如果有需要，对个别脚趾多做几组动作

动作十二

1. 检查孩子身体是否躺直，颈部处于正中位置（竖直）

2. 家长手指正确地放在孩子脚部，如果有必需，可以换成握法

3. 家长自己的腰部和腿部保持一个健康的姿势

4. 留意孩子的下巴是否在随着本组动作而向下轻微移动

5. 缓慢地用声音数数，以便记录本组动作次数

6. 在一组动作（九次）结束后，问问孩子是否还想在来一组

在结束整套推拿治疗之后，孩子可能会想要一个无声的拥抱。家长应该提供这种鼓励和情感，然后让孩子休息和整合推拿所带来的作用，直到他们自己准备起来为止。

附录二
儿童感官和自我调节检查表

日期：　　　　孩子的姓名：

完成填写本表人的姓名：

感官和自我调节检查表

请在以下的每项描述中，圈出对您孩子描述最准确的答案。

1. 触感 / 痛感	经常	有时	很少	从不
不会察觉尿布是湿的还是干的	3	2	1	0
洗脸很困难	3	2	1	0
理发很困难	3	2	1	0
拒绝戴帽子	3	2	1	0
喜欢戴帽子	3	2	1	0
剪手指甲很困难	3	2	1	0
喜欢戴一只或一对手套	3	2	1	0
拒绝带手套	3	2	1	0
剪脚指甲很困难	3	2	1	0
只愿意穿某种鞋类(例如，宽松的鞋子，不穿袜子)	3	2	1	0
喜欢每天都穿同一件衣服	3	2	1	0
只愿意穿某类衣服（如，没有弹力的，不要太紧的，没有标签的，长袖或是短袖的）	3	2	1	0
在跌倒，刮伤皮肤，或是受伤，会哭出泪水（本项分数是有意相反的）	0	1	2	3
自我调节——注意力 / 自我安抚 / 睡眠	经常	有时	很少	从不

打开自闭心门的手

在和孩子讲话时，必须要提醒他才会有目光接触	3	2	1	0
将视线移开而做出回避	3	2	1	0
在受伤或是伤心时，不会流泪哭	3	2	1	0
在其他人受伤时，孩子好像不会意识到	3	2	1	0
在伤心不安时，很难让自己平静下来	3	2	1	0
在过渡到另一活动时，会变得伤心不安或是发脾气	3	2	1	0
在该睡觉时，很难入睡	3	2	1	0
当夜里醒来后，就很难再次入睡	3	2	1	0
很早就醒来，并且保持醒着	3	2	1	0
早晨很难醒来	3	2	1	0
会开一点小玩笑（只有在您孩子有语言能力的情况下，才回答本项问题）（本项分数是有意相反的）	0	1	2	3
2. 视觉	经常	有时	很少	从不
用瞥视或是斜视看东西	3	2	1	0
对某些光线感到困扰	3	2	1	0
自我调节——易怒 / 攻击行为	经常	有时	很少	从不
发脾气或崩溃大闹（发脾气持续 _____ 分钟，会发生 _____ 次 / 天）	3	2	1	0
在受点挫时，很容易哭	3	2	1	0
踢打别人	3	2	1	0
抓拉或撕扯别人的头发	3	2	1	0
咬其他人	3	2	1	0
向他人丢东西	3	2	1	0
大便经常是绿色的	3	2	1	0
闻到某些气味后会，行为会变得有攻击性或是"亢奋"	3	2	1	0
3. 听觉	经常	有时	很少	从不
当别人以正常声音的对孩子讲话时，他们好像不会太注意	3	2	1	0
对自己的名字不会有回应	3	2	1	0
对某些日常的噪声会产生不良的反应	3	2	1	0

听到某些声音，要堵上耳朵	3	2	1	0
当听到别人大声或尖叫时，孩子反应很强烈	3	2	1	0
对突然的噪声，会受到惊吓	3	2	1	0
自我调节——如厕训练	经常	有时	很少	从不
晚上尿布 / 尿片是干的 （本项分数是有意相反的）	0	1	2	3
早晨尿布 / 尿片是湿的	3	2	1	0
孩子有被如厕训练过 （本项分数是有意相反的）	0	1	2	3
4. 味觉 / 嗅觉	经常	有时	很少	从不
放一些有某些味道的屁	3	2	1	0
拒绝吃某些质地口干的食物	3	2	1	0
刷牙很困难	3	2	1	0
放某些东西到口中或是咀嚼某些东西	3	2	1	0
自我调节——消化	经常	有时	很少	从不
只愿意吃熟悉的食物	3	2	1	0
看起来对食物不感兴趣	3	2	1	0
只吃有限种类的食物（5 到 10 种）	3	2	1	0
大便是稀软的	3	2	1	0
大便次数很多（每天超过三次以上）	3	2	1	0
需要服用一些排便药，才能避免便秘	3	2	1	0
大便是硬的和干的	3	2	1	0
每两天有一次大便	3	2	1	0
每周两次大便	3	2	1	0
每周一次大便	3	2	1	0

感官（触觉 / 痛觉，视觉，听觉，味觉 / 嗅觉）分数：

自我调节分数：

总分：

附录三
小孩成长里程碑

开始本治疗方案日期：

写出对您和孩子的日常生活中影响最大的三处改善（在身体健康、学习或是行为举止方面上）。（例如，孩子可以整夜的睡觉了，认识名字了，攻击行为减少了）

一些常见的主要里程碑——请标注日期！

排除一些很臭黏黏的绿色大便：

开始学说话（可以是第一次表露出听懂，也可以是开始咿呀学语）：

受伤后第一次哭：

尝试一种新的食物：

会知道尿布湿了并要求换洗：

会开一点傻傻的小玩笑：

建议您登录气功感官训练中心的官网 www.qsti.org 下载气功感官训练（QST）幼儿身心发展里程清单（0 到 6 岁）。在您给孩子进行

打开自闭心门的手

为期五个月的治疗时，这个清单可以帮助您清楚的看到孩子在治疗前后的变化。如果在进行治疗几个月后，你并没有注意到某个具体部位发生改善的话，那么您可以再看看会作用于此部位的推拿动作。可能您没有足够地疏通这些郁滞，您需要再额外地多做几次这些推拿动作。

在使用幼儿身心发展清单时，请用同一种颜色的笔圈出所有符合您孩子的描述。然后在五个月后，在用另一种颜色的笔圈出孩子所学到的新的技能。直观上，您就可以清楚看出孩子的进步，并且也可以帮助显示出您为孩子进行推拿治疗所取得的成果。

附录四
家长压力检查表

　　下面是我们气功感官训练中心（QSTI）在做科研期间所用的表格。我们发现这个表格不仅仅对科研有帮助，而且对家长来说，是一个非常有用的工具。我们鼓励您在开始本治疗方案前填写第一个表格，再过五个月后填写第二个表格。

家长压力检查表——在开始进行五个月治疗前

　　根据下面关于您孩子的健康描述以及给您自己或是家庭所带来的压力情况，在最符合您情况的描述中标注"X"。

	没有压力 0	有时会造成一些压力 1	经常造成压力 2	每天都会有压力 3	压力非常大，有时觉得我们无法应对 5
您孩子的社交能力发展					
您孩子的交流沟通能力					
发脾气 / 崩溃大闹					
攻击行为（对兄妹、同龄人）					

	没有压力 0	有时会造成一些压力 1	经常造成压力 2	每天都会有压力 3	压力非常大，有时觉得我们无法应对 5
自我伤害行为					
很难从一个活动过渡到另一个					
睡觉问题					
您孩子的饮食					
大便问题（泄泻、便秘）					
如厕训练					
感觉无法亲近孩子					
担心孩子以后是否被别人接受					
担心孩子以后是否能独自生活					
小计					
				总分	

家长压力检查表——在结束五个月治疗后

根据下面关于您孩子的健康描述以及给您自己或是家庭所带来的压力情况，在最符合您情况的描述中标注"X"。

	没有压力 0	有时会造成一些压力 1	经常造成压力 2	每天都会有压力 3	压力非常大，有时觉得我们无法应对 5
您孩子的社交能力发展					

	没有压力 0	有时会造成一些压力 1	经常造成压力 2	每天都会有压力 3	压力非常大，有时觉得我们无法应对 5
您孩子的交流沟通能力					
发脾气 / 崩溃大闹					
攻击行为（对兄妹、同龄人）					
自我伤害行为					
很难从一个活动过渡到另一个					
睡觉问题					
您孩子的饮食					
大便问题（泄泻、便秘）					
如厕训练					
感觉无法亲近孩子					
担心孩子以后是否被别人接受					
担心孩子以后是否能独自生活					
小计					
				总分	

打开自闭心门的手

记录

索引

动作图表

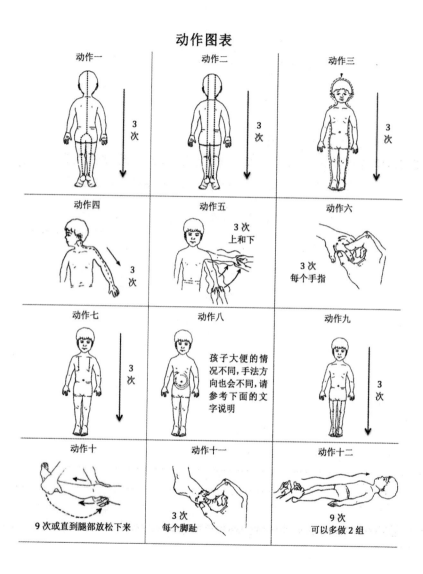

您孩子的大便是正常的，还是松软的（不成形），或是便秘？

要领一：如果孩子的大便是正常的或偏于松软不成形的，在做

动作八时，先是顺时针9圈，然后

逆时针9圈，最后再顺时针9圈。

要领二：如果孩子便秘，在做动作八时，先是逆时针9圈，然后顺时针9圈，最后逆时针9圈。

在孩子大便恢复正常后，按照要领一的说明完成动作八。

期待重要的变化发生

在开始使用家庭开窍推拿后不久，您的孩子可能会排出一些深绿色或黑色的大便，这说明孩子的肝脏在排泄沉积的胆汁和毒素，这是一个很好的信号。

感官（敏感度）的改变：您会发现孩子感官发生变化，例如孩子开始对理发或嘈杂声不再产生困扰，他们对可穿戴的选择性增多，或者孩子可以感受到尿布是否湿了，这有助于孩子的如厕训练。

第一次感受到痛感：如果有一天您发现孩子在受伤后开始哭了，这是一个非常重要的标志，因为他可以在受伤后感受到了痛感，这个感觉有助于他们对别人的痛处建立同情心，而且可以有助于孩子与其他小朋友之间的相处。在运用缓慢的按压手法几周后，您会发现孩子会有更多感官的改变。

社交能力的改变：通常孩子与提供日常照料的父母一方关系最为密切。在接受家庭开窍推拿治疗后，您会发现孩子对父母另一方的关系也开始变得密切，接着对其他家庭成员关系也好起来，最终可以和其他小朋友们正常相处。

行为的改变：孩子开始变得更加平静，开始逐渐加入家庭活动。随着孩子对自己身体的感觉变得更加舒适，他们就可以从新开始在家庭环境中学习。会突然有一天，您那个一向安静孤僻的孩子开始像一个刚刚开始学习走路的小孩儿一样，说"不要"，并开始表达自己的想法，请您记住，这是个非常重要的标志，您的孩子开始意识到自己的需求和能力。作为家长的您可以开始调整自己对孩子的照顾方式，为他们提供更多的选择或是开始限制一些事物。请继续用家庭开窍推拿来帮助您和孩子新的转变。随着孩子学的越来越多，您就可以开始按照正常小孩子的培养方式来教育他们了。

睡眠的改变：孩子会开始按时睡觉了，而且变得越来越容易，尤其每天在睡前做给孩子进行家庭开窍推拿治疗之后。他们夜里醒的次数也会逐渐减少，并且很快再次入睡。早晨也不会很晚才醒来。噩梦和盗汗情况也会逐渐减少。

排便的改变：稀软不成形的大便开始成形，泄泻的次数会逐渐减少。如果是便秘的话，大便次数开始增多并且松软。颜色也会从深绿色变成正常颜色。

食欲的改变：如果您孩子之前的食欲不好，那么他们会开始吃的更多，然后也会尝试不同的食物。家长们请注意，尽量不要给孩子服用加工食品和含有人工色素的食物。

心情的改变；如果您的孩子以前很沉闷，那么他们会开始变得更加活泼可爱，或偶尔开个小玩笑，变得更有孩子气。这是一个非常棒的改变。这显示出孩子的认知思考能力开始发展，他们开始可以看到更多好玩的事物了。

关于自闭症家庭开窍推拿疗法的其他资源

浏览我们的官网

请登录 www.qsti.org，来查询最新的科研报告及其他相关的资料信息。

和培训师合作

我们非常希望您为孩子进行开窍推拿的治疗能够取得成功。气功感官训练中心（QSTI）作为一所非营利组织是来协助您取得成功。我们相信大多数家长可以通过按照本书和光盘中的说明来进行治疗，都会取得治疗效果，尤其对那些自己建立一个互助小组的家长们，更容易取得成功。我们也了解有时候对一些家庭来说治疗可能会有一些困难，您可以通过以下两种方式来获得专业培训师的帮助：

1. 登录我们的官网，www.qsti.org，来查询在您所在的区域是否有 QST 培训师可以协助您和您的孩子

2. 和其他家庭一起来请一位 QST 培训师到您所在的当地做培训。您可以通过查看我们的网站，来了解更多关于如何组安排在当地做培训的相关信息。

资料

您可以从气功感官训练中心的网站获得关于本书的其他额外资料。您可以网上订购，或是通过拨打电话用信用卡付款方式订购。如果您需要通过邮件订购的话，您可以打电话向我们咨询目前的价格及邮寄方式等信息。